I0415179

Se libérer de la
Dysphonie
Spasmodique

DAVID   LAWSON

Se libérer de la
Dysphonie
Spasmodique

La méthode des 4R

ISBN : 9781091466050
Marque éditoriale :
Independently published

Le seul endroit où la guérison précède le travail
c'est le dictionnaire

Préface

1er témoignage : Pascale Daniel

La dysphonie spasmodique est apparue dans ma vie au début des années 2000, à un moment décisif où je m'apprêtais à faire de ma voix un métier à part entière.

La maladie s'est dressée comme un obstacle infranchissable, comme une sentence, une punition féroce, comme un interdit à devenir ce dont j'avais toujours rêvé.

Je n'ai jamais pu m'y résoudre totalement.

Malgré deux ans de rééducation avec un orthophoniste, ma voix s'écroula comme un édifice sans fondations. Ce praticien, considéré à l'époque comme un spécialiste de la dysphonie spasmodique, me faisait subir des séances de rééducation sans intérêt pour mes cordes vocales, avec un manque de sensibilité et d'empathie qui ajoutait davantage de souffrance.

Je n'avais plus aucun repère et ne savais plus comment sortir un son correct de ma bouche.

J'étais amputée de ma voix, de mon identité, de mon avenir. J'en ai beaucoup pleuré.

Les appels téléphoniques étaient une torture, les réunions de travail une séance d'humiliation. Chaque prise de parole me plongeait dans un désespoir infini.

Ma voix me trahissait, profondément et durablement.

Avec elle, je devenais mon pire ennemi et la responsable de ma propre perte.

La honte et la culpabilité m'ont hantée pendant des années.

Pourtant, je pense aujourd'hui que la dysphonie spasmodique a permis de faire éclore qui je suis vraiment.

La mise à nu fut violente, éprouvante, presque dévastatrice. Mais elle m'a aussi appris à ignorer les jugements hâtifs ou cruels, y compris les miens, à chercher en moi les ressources nécessaires pour convaincre autrement, à fuir les faux-semblants.

Il y a de la beauté dans cette maladie qui révèle ce que l'on veut cacher au monde : notre fragilité et notre émotivité.

Il y a de la souffrance aussi, et il en faut du courage pour trouver son chemin, se laisser être vraiment, assumer ce handicap pour ne pas arrêter de vivre, tout en essayant d'être plus vaillant que lui.

Parce que la trahison est durable et mute avec le temps.

Nos voix dysphoniques ne révèlent plus ce que l'on ressent.

Elles travestissent nos sentiments et faussent notre rapport aux autres. Le message est brouillé.

Dès lors, comment se faire entendre, comment se faire comprendre et comment se faire aimer ? Toutes les sphères de nos vies sont déséquilibrées.

Or, nous ne sommes pas seulement fragilité et émotivité ainsi que la maladie le laisse paraître. Cette part sensible dévoilée, il nous faut reconquérir et réaffirmer la force qui cohabite en nous.

La première étape déculpabilisante fut la rencontre avec Elizabeth Fresnel, phoniatre et Christine Pinna, une orthophoniste d'une grande finesse. Dans cet espace du Laboratoire de la voix créé par le docteur Fresnel, j'ai aussi pu rencontrer la psychologue Rosemary Bourgault. Je ne peux, d'ailleurs, que conseiller aux personnes souffrant de dysphonie spasmodique d'avoir recours à différentes thérapies, physique, vocale, psychique.

Puis, j'ai suivi plusieurs séances avec l'orthophoniste américaine Connie Pike, à Londres.

J'ai pu améliorer sensiblement ma voix, mes prises de parole et mon quotidien, grâce à ces professionnels, mais en gardant, malgré tout, une forte empreinte de la pathologie.

La maladie était inscrite en moi, pourtant, je refusais désormais de lui accorder de l'attention. Ma voix toujours éreintée, j'ai refusé l'isolement, affronté les regards et aussi accueilli la bienveillance.
Jusqu'au jour où j'ai ressenti à nouveau le besoin d'harmoniser ma voix avec qui je suis profondément.

J'ai découvert David Lawson ct sa technique en novembre 2018 via son site internet et commencé les séances de rééducation avec lui en février 2019.
Je suis très admirative de son travail de recherche, de sa ténacité et de son intelligence dans la mise au point de cette thérapie.
David a une oreille remarquable, beaucoup de bienveillance, tout en se montrant précis et exigeant.
Ma voix a déjà changé grâce à lui.
David prouve qu'il y a d'autres voies que celles proposées par le corps médical et que l'on peut guérir de la dysphonie spasmodique.
Sa technique suppose un entraînement quotidien et une forte motivation. Elle requiert discipline et régularité. Elle apporte de l'espoir et des résultats.
Elle est aussi la confirmation qu'il ne faut pas se résigner.
Elle nous permet de reprendre place dans une trajectoire et nous rend une part de notre identité perdue.

Pourtant, ce travail ne se fait pas sans heurt ni sans larmes non plus.
Cela suppose de bousculer, encore une fois, tout ce que l'on a mis en place, mentalement, physiquement, vocalement, professionnellement pour vivre avec la maladie.

La dysphonie spasmodique est une épreuve qui nous confronte à nos peurs les plus intimes. C'est en tout cas ainsi que je l'ai vécue.

Après le chaos et le désespoir, on apprivoise la maladie, mais il est aussi possible de s'en défaire.

Je trouve palpitant ce voyage, qui est aussi un combat, dans l'affirmation et l'acceptation de soi.

2ème témoignage : Patrice S

Il est souvent difficile de déterminer avec précision le point de départ d'une maladie. Dans mon cas, c'est tout le contraire. Ma dysphonie spasmodique a commencé un mercredi après-midi, au printemps 2016, devant un auditoire d'une cinquantaine de personnes. Pas de tension particulière, beaucoup de fatigue en revanche. Et une voix qui dérape. Qui dérape tellement qu'elle me pousse à la forcer. Après deux heures de calvaire, les choses se tassent. Ma voix reprend sa forme habituelle. Sans doute, me dis-je, un coup de stress…

Deux mois plus tard, même contexte et même chute vocale. Cette fois-ci, le choc est rude. Que m'arrive-t-il ? Mon entourage me rassure : ces dysfonctionnements passagers sont à mettre sur le compte d'un surmenage de fin d'année. Quelques semaines de repos et tout va rentrer dans l'ordre. En effet, c'est le cas. Du moins au début. Mais très vite les choses se dégradent en 2017. Mes prises de paroles me demandent de plus en plus d'effort. J'ai le sentiment désagréable de parler avec la gorge et je butte de plus en plus fréquemment sur certaines sonorités, surtout les occlusives. Et cela s'entend et suscite étonnement ou incompréhension. Chacun y va de sa théorie, de ses explications. On réussit à me convaincre que l'origine de tout cela est d'ordre psychologique. C'est l'avis aussi du spécialiste qui me suit pendant trois mois. Des séances utiles, mais sans effet sur ma stabilité vocale. Il y a autre chose. Je cherche alors sur internet et je tombe sur un site qui décrit très fidèlement mes symptômes. Je peux désormais mettre un mot sur mon problème : la dysphonie spasmodique.

Ironie du sort : au moment précis où je découvre le nom de cette maladie, je suis incapable de le prononcer… Je lis que la maladie est incurable – second choc émotionnel – mais qu'il existe une thérapie symptomatique.

C'est décidé, je vais me soigner. Le programme : une séance par mois de toxine botulique. Or assez vite les choses se dégradent. J'ai du mal à respirer et je n'arrive plus du tout à m'exprimer. La seule échappatoire : murmurer. Suivent plusieurs mois, de septembre 2017 à mars 2018, où on m'injecte des doses de plus en plus fortes et où ma voix s'éteint progressivement. Ce n'est plus possible ; je suis alors dans une impasse. Je reprends mes recherches sur la Toile et je découvre les vidéos de David. Un troisième choc, mais cette fois salutaire.

De façon intuitive, je perçois immédiatement l'intérêt de la méthode qu'il propose. Une méthode exigeante, mais complète, car elle mobilise les leviers physiques et psychiques. Mais surtout il parle – très bien même – après avoir été touché par la maladie. Cette dernière n'est donc manifestement pas incurable. Je débute alors avec lui une thérapie par vidéoconférence à partir d'avril 2018. Les premières séances sont catastrophiques et m'épuisent au possible. Une lueur d'espoir cependant : je maîtrise assez bien et assez rapidement le Bon Son tel qu'il l'a mis en pratique puis théorisé. J'entre donc dans une frénésie d'entraînement forcené. Pendant plusieurs mois, je pratique sa méthode jours et nuits, sans relâche. Malgré ses encouragements les résultats sont à mes yeux proches de zéro. Mais je m'obstine.

Puis soudain durant mes vacances de l'été 2018, un matin, en Italie du Nord, je recouvre ma voix. C'est loin d'être parfait, mais je parviens à parler sans chuchoter. Je reprends enfin l'usage de la parole. Je subis par la suite quelques rechutes puis des périodes d'inconfort récurrentes. Mais je parle et mon discours devient intelligible. Il ne suscite plus de réactions de surprise ou de curiosité. Ma vie a changé. Elle continue à être rythmée par une extrême sensibilité aux phénomènes phonatoires, mais elle a renoué avec la normalité. Une normalité vocale, mais aussi psychologique.

Aujourd'hui, je continue ma thérapie avec David. Nous nous voyons régulièrement en ligne. J'apprécie son écoute, sa sensibilité et son expertise en la matière. Son approche est humaine, jamais dogmatique, mais éminemment pragmatique. Il est en effet un ancien malade et il perçoit à ce titre pleinement les handicaps qui ont été les miens aux pires moments de la dysphonie. Mais aussi mes gênes actuelles qui sont en passe de disparaître. Presque à chaque séance, je découvre des paramètres nouveaux que je travaille assidûment. Je suis désormais entré dans un cercle vertueux. Mes progrès vocaux ont eu pour effet de renforcer ma détermination. La maladie m'a du reste beaucoup appris sur moi-même et je pense avoir gagné au change.

J'aimerais à présent transmettre un message d'espoir aux malades souffrant de la dysphonie. Cette dernière n'est pas incurable ; elle peut être surmontée. David en est l'exemple vivant. D'autres comme moi ont suivi ce même chemin. Un chemin difficile et long. Un chemin semé d'embûches et parfois de doutes. Mais un chemin riche en promesses et perspectives.

SOMMAIRE

Introduction

Chapitre 1   La Dysphonie spasmodique   26

     1 Historique de la maladie   26

     2 Symptômes de la DS   26

     3 Le diagnostic   31

     4 Les méfaits de la DS   33

     5 Les traitements   39

     6 La rééducation par les 4R   41

Chapitre 2   Mon histoire avec la DS   43

Chapitre 3   Comprendre et modifier ses comportements   92

     Partie 1 Le profil psychologique des malades   95

     Partie 2 Des solutions comportementales afin de combattre la DS   104

Chapitre 4   La méthode des 4R   111

     R comme relâchement   113

     R comme respiration   139

     R comme résonance   151

     R comme reprogrammation   170

A l'attention du lecteur

Vous trouverez au cours de votre lecture 2 abréviations DS et GDS ainsi que l'expression suivante « le BON SON ». En voici l'explication :

*Ce livre traite de la **dysphonie spasmodique** en adduction et en abduction. Dans ces deux cas, nous nommerons la dysphonie spasmodique par les initiales **DS.***

Les gens atteints de la dysphonie spasmodique** auront l'appellation de **GDS.

*Le **BON SON** est un **son utilisé pour se rééduquer**. Il est créé avec les vibrations des cavités nasales via une bonne coordination pneumo-phonatoire et avec une note basse. L'imaginaire de la voix est situé dans le masque (nez-lèvre supérieure).*

Introduction

N'écoutez pas toujours votre médecin

« M. Lawson, votre problème vocal est incurable... Cette phrase prononcée en avril 2011 par un ORL spécialisé dans la DS (dysphonie spasmodique) m'a privé temporairement de tout espoir. Le diagnostic était à la fois simple et violent : « La guérison est impossible, on ne se rééduque pas de la DS, il n'existe pas de médicament pour cette maladie orpheline, vous aurez des injections dans la gorge toute votre vie, vous devrez changer de travail, changer votre vie... ».

Si vous avez également entendu ou lu ce type de propos toxique, alors ce livre constitue une sorte vaccin contre toutes ces condamnations injustes et fausses.

Depuis ce mois d'avril 2011, j'ai constaté que le discours de l'ORL, le Docteur K, était faux. Grâce à une information très précieuse, venant des États-Unis, un vent d'espoir souffla à ma porte peu de temps après ce rendez-vous douloureux : Des GDS (gens atteints de la dysphonie spasmodique) avaient guéri grâce à une rééducation intensive réalisée durant une dizaine de mois. A compter de ce jour, je dédiai toute mon énergie à la reconquête de ma voix, et pour ce faire, je m'attelai à la recherche des méthodes thérapeutiques qui avaient fonctionné, a priori, pour certains GDS.

En avril 2013, deux ans après le diagnostic de ma DS, je retrouvai ma vie et ma voix (ou plutôt ma nouvelle voix). Et depuis cette année-là, les spasmes ne sont jamais réapparus.

Ces deux années (avril 2011 - avril 2013) d'expérimentations thérapeutiques furent aussi compliquées qu'enrichissantes. A cette époque, contrairement à vous aujourd'hui, je n'avais pas accès à certains supports concernant les méthodes de rééducation. Je pense notamment à mon site internet (dysphonie-spasmodique.fr), aux vidéos, aux séances individuelles ou à ce livre.

Le chapitre 2 « L'histoire de ma guérison » raconte ces deux années où j'ai remué ciel et terre de toute mes forces afin d'identifier les bonnes méthodes à partir de quelques informations.

Pour des raisons qui m'échappent encore, les méthodes de rééducation étaient quasi introuvables en 2011. Encore aujourd'hui, il subsiste un manque abyssal d'informations sur les moyens de guérir de la DS. En 2011 et 2012, j'ai dû consacrer tout mon temps libre à cette mission complexe : trouver les techniques thérapeutiques adaptées à la DS. Même si la période pendant laquelle j'ai cherché les moyens de guérir a été enrichissante humainement, j'aurais apprécié un accès plus simple à ces solutions naturelles.

Aujourd'hui, je souhaite que chaque GDS désireux de se rééduquer, ait accès aux méthodes thérapeutiques. Peu importe le support. Que ce soit le livre, le site internet, le coaching vocal ou autres, il faut que chaque GDS faisant le choix de la rééducation, ne perde pas son temps et son énergie à trouver les méthodes. Celles-ci doivent être accessibles à tous et gratuites. Sur mon site internet, vous accédez gratuitement à la méthode que j'ai créée (la méthode des 4R). Même si l'accompagnement individuel, qui est payant, est le meilleur moyen de se rééduquer, vous pouvez également choisir une auto-rééducation grâce aux vidéos du site.

Publier ce livre seulement si je prouve que ma méthode fonctionne

La sortie du livre avait une condition suspensive : accompagner personnellement au moins un GDS vers une amélioration significative. Effectivement les témoignages de guérisons sur internet ne me suffisaient pas, j'avais besoin d'observer par moi-même l'efficacité de ma méthode sur d'autres cas que le mien. Mon histoire ne fournissait pas à ce livre la crédibilité nécessaire.

En 2019, j'ai décidé de publier mon livre car j'ai constaté avec bonheur l'évolution impressionnante de Patrice, l'un des deux auteurs de la préface. Et peu de temps après, j'ai vu une autre amélioration impressionnante. Celle de Pascale, l'autre auteur de la préface.

Que ce soit dans le cas de Patrice ou de Pascale, la dysphonie spasmodique est en abduction. Dans mon cas, ce fut la DS en adduction, la forme classique de DS. Par conséquent, nos histoires démontrent l'efficacité de la thérapie concernant les deux types de DS.

Vous avez le choix

Si vous lisez ce livre, alors je suppose que votre DS a été diagnostiquée. Votre médecin ORL ou votre orthophoniste vous a sans doute expliqué l'incurabilité de ce symptôme. On vous a déclaré que l'injection de toxine botulique est le principal traitement de la DS. Si vous avez eu des injections, alors vous en avez constaté les effets secondaires, plus ou moins contraignants selon les personnes. Pour ma part, j'étais aphone durant un mois après chaque injection. Ensuite ma voix était convenable durant quelques semaines, mais très rapidement les spasmes revenaient me parasiter la vie.

Comme beaucoup de GDS, j'ai des souvenirs de situations tellement gênantes ! Des contextes où ma voix « bizarre » me remplissait d'une honte qui alimentait elle-même les spasmes. Au travail, en soirée avec des amis, à la boulangerie, au téléphone...etc. Evidemment les GDS sont souvent tentés de s'isoler afin d'éviter ces moments douloureux, où le regard de l'autre nous fait si peur. Cette maladie est insidieuse et invisible. Elle peut briser des carrières professionnelles, abîmer la vie familiale, détruire la confiance en soi, ou créer des dépressions. Les témoignages de GDS sont souvent empreints d'une immense souffrance.

Comme moi en 2011, vous vous êtes abandonné à la médecine classique qui soigne la DS de manière superficielle. Effectivement, votre médecin est formé pour traiter le symptôme, ce qui est essentiel dans de nombreux cas, surtout lorsqu'on n'a pas accès à la thérapie. Avant de commencer ma rééducation, j'étais soulagé de trouver une solution médicale, même si elle fonctionnait très mal dans mon cas et qu'elle m'inscrivait dans un processus de traitement à vie. Les facteurs de la DS ne sont pas traités dans le processus des injections. Au contraire, ce traitement invite les GDS à entretenir les facteurs corporels et psychologiques au lieu d'y réfléchir pour les éradiquer. Je développe cela dans les chapitres 3 et 4.

A travers ce livre, je souhaite vous expliquer mon regard sur votre symptôme. Évidemment je ne prétends pas détenir la vérité absolue sur la DS car cette maladie est complexe. Selon moi, elle n'est pas simplement génétique ou neurologique. Effectivement je ne suis ni médecin, ni orthophoniste, ni phoniatre, ni psychologue, cependant j'ai réfléchi sur les facteurs de ce symptôme durant 8 années car de nombreux faits m'ont rapidement amené vers une totale remise en question des idées reçues sur le sujet. Ce livre, qui n'est surtout pas un procès contre la médecine actuelle, vous invite à utiliser votre DS comme une opportunité. Non seulement je vais vous expliquer comment guérir, mais je souhaite vous aider à identifier les facteurs de votre DS afin que vous puissiez évoluer en profondeur. Dans le cadre de la rééducation, vous réaliserez un travail global sur votre corps et sur votre esprit. Et vous allez progressivement vous reconnecter avec vous-même, tout en construisant votre nouvelle façon de faire le son.

Accompagner les GDS

Après ma guérison, j'ai rencontré et partagé mon expérience avec de nombreux GDS. Après quatre années à conseiller ponctuellement et bénévolement des GDS, je constatai qu'aucun d'entre eux ne guérissait malgré des progrès intéressants dans certains cas. Et puis j'ai compris certaines raisons, notamment pendant l'accompagnement de Patrice. J'avais clairement sous-estimé certaines exigences de la thérapie et par conséquent mes conseils et mon accompagnement étaient incomplets. En lisant ce livre, vous comprendrez pourquoi certains n'ont pas guéri et d'autres ont pu récupérer leur voix.

Depuis avril 2018, je propose un accompagnement professionnel puisqu'il n'existe pas encore, à ma connaissance, de spécialiste de la santé proposant une rééducation de la DS utilisant mes méthodes. Patrice fut mon premier « patient », et par bonheur j'ai constaté ses immenses progrès en une dizaine de mois. Cette première expérience dans un cadre professionnels m'a apporté des informations qui ont enrichi ma compréhension de la DS. Certes il me reste encore beaucoup à apprendre sur la DS mais grâce à cette nouvelle activité qui me passionne, je continue à progresser au contact des GDS que j'accompagne dans la rééducation avec un immense plaisir.

Mon livre

Dans ce livre, je souhaite partager mon expérience acquise durant ces 8 années dont deux années avec la DS. Je vais vous raconter ma période avec la DS et comment je me suis auto-rééduqué à partir d'indices. Ensuite je vais développer dans le chapitre 3 la dimension psychologique qui est très importante dans la création et l'entretien de la DS. Et enfin, je vais vous détailler le processus thérapeutique condensé dans une méthode dont Liza, une amie GDS relectrice de mon livre, m'a murmuré une idée de nom à l'oreille : La méthode des 4R

- **R comme relâchement**
- **R comme respiration**
- **R comme résonance**
- **R comme reprogrammation**

Ces 4 axes de travail seront les clés de votre guérison, même si la résonance constitue le pilier principal de votre travail. Dans le chapitre 4, j'explique comment agir sur chacun de ces leviers afin d'éliminer les contractions laryngées. Même si le site internet et l'accompagnement personnalisé sont les meilleurs moyens d'apprendre les méthodes thérapeutiques, ce livre constitue un réel atout car en vous expliquant les mécanismes de la DS et ce qui l'alimente, il vous transforme de victime qui subit en acteur informé de votre propre rééducation. C'est pourquoi j'invite fortement les GDS à lire ce livre avant d'entamer la thérapie intensive.

Chapitre 1
LA DYSPHONIE SPASMODIQUE

1. Historique de la maladie

Quand on regarde l'évolution des thèses concernant la DS, on constate l'immense difficulté de la médecine à comprendre l'origine de ce symptôme. Le premier cas répertorié date de 1871 ; un patient présentait une forme de raucité d'origine nerveuse. Un nom fut donné pour la première fois à cet étrange symptôme. L. Traube décida d'utiliser le terme de « dysphonie spastique ». Pendant plus d'un siècle, la médecine a considéré l'origine de la DS comme psychiatrique. Néanmoins, malgré cette opinion dominante, les incertitudes concernant les causes de ce trouble subsistaient. Certains auteurs publièrent des hypothèses différentes de celles établies de L.Traube.

En 1929, Meige supposait que les noyaux gris centraux étaient à la source des contractions laryngées. Comme pour le blépharospasme (contractions répétées et involontaires des muscles des paupières) et le torticolis spasmodique (contraction des muscles du cou), la DS était selon lui le résultat d'un dysfonctionnement dans les noyaux gris du cerveau.

En 1968, Aronson considéra la DS comme une maladie organique, c'est-à-dire une altération d'un organe de la parole. Ce type de trouble s'oppose aux maladies fonctionnelles ou psychiques. Le débat sur l'origine de la DS n'a jamais cessé durant le XX ème siècle. Cependant, depuis 1985, la médecine s'est accordée sur les causes de ce trouble. La maladie neurologique est devenue progressivement l'hypothèse dominante.

En 2018, les débats au sein de la médecine ont totalement disparu : **La DS est une dysphonie fonctionnelle d'origine neurologique**, c'est-à-dire un trouble de la transmission de l'information neurologique entre le nerf et le muscle. Ces mauvaises informations génèrent des spasmes laryngés. Ce trouble est classé dans la catégorie des dystonies focales. Lors des différents examens du larynx, on n'observe aucune anomalie sur les cordes vocales, ce qui confirme l'origine neurologique du symptôme.

Pour ma part, je pense que l'explication officielle énoncée précédemment concernant l'origine de la DS est incomplète. Même s'il existe probablement des prédispositions neurologiques chez les GDS, j'ai l'intuition que le problème d'origine de la DS ne se situe pas dans le cerveau. Je pense que le problème neurologique est le résultat d'un certains nombres de facteurs que ce livre va développer. Je respecte totalement l'opinion de certains médecins qui situent le problème d'origine dans les noyaux gris du cerveau mais certains éléments me font penser autrement (voir chapitres 3 et 4).

.

2. Symptômes de la DS

Les 2 formes d'une même maladie

La DS en abduction

C'est le cas le plus rare chez les GDS. La DS en abduction génère des spasmes des muscles laryngés, provoquant des écartements involontaires des cordes vocales. Par conséquent la voix est très faible, soufflée, ressemblant à un chuchotement. Le GDS bascule progressivement vers le forçage vocal à cause des efforts musculaires.

La DS en adduction

Comme la majorité des GDS, ma DS fut en adduction. A l'inverse de la DS en abduction, les spasmes laryngés vont provoquer un resserrement des cordes vocales de manière anarchique et involontaire. La voix est alors hachée, ponctuée d'arrêts vocaux.

Des spasmes qui s'intensifient

Dans des situations anxiogènes

La DS possède une caractéristique commune à tous les GDS : l'augmentation des spasmes avec le stress. Je n'ai jamais entendu un témoignage qui disait l'inverse. Pour ma part, c'était une évidence. Ma gorge se serrait davantage lors de réunions commerciales, lors de rendez-vous avec la clientèle ou autres contextes angoissants... Le stress augmente clairement la quantité et l'intensité des contractions des muscles du larynx.

Au téléphone

L'objet détesté par tous les GDS du monde. Les témoignages convergent tous dans ce sens. De manière automatique, les spasmes montent en puissance dès que l'on décroche. La conversation devient alors un calvaire, une succession de blancs. Les contractions s'intensifient dans une impuissance totale.

Pour ma part, les semaines où la toxine botulique ne faisait plus effet, le téléphone était mon pire ennemi. Malheureusement il était incontournable puisque j'étais commercial à cette époque. Dans le chapitre « Mon histoire avec la DS » je raconte certains moments de solitude lors d'échanges téléphoniques, que ce soit avec des clients ou avec des collègues. De nombreux GDS témoignent d'immenses difficultés dans leur métier, notamment à cause du téléphone.

Avec la fatigue

Les facteurs de la DS (mauvaises postures, mauvais comportements respiratoires, tensions musculaires, etc...) s'amplifient avec la fatigue. Les spasmes sont souvent plus forts en fin de journée que lors du réveil. La fatigue alimente le cercle vicieux du forçage vocal qui alimente lui-même les contractions. D'ailleurs il sera fondamental de respecter vos besoins d'heures de sommeil durant la thérapie.

Avec l'inhibition

L'inhibition est un produit toxique pour tous les GDS. Dans certaines situations, les GDS vont mettre une énergie considérable à cacher leurs émotions pour des raisons expliquées dans le chapitre 3 « Comprendre et modifier ses comportements ». Cette volonté se retourne alors contre le GDS car cette énergie alimente les facteurs de la DS. Le cercle vicieux est amplifié par l'inhibition qui est alors l'essence des contractions laryngées. A mesure que vous tenterez de contrôler votre paraître, les spasmes augmenteront. Certaines professions sont particulièrement sujettes à ce type de schéma (enseignant, commercial, avocat...).

Des spasmes qui diminuent

Les spasmes diminuent ou s'estompent dans certaines situations. De nombreux GDS en témoignent. Durant la période où je cherchais des solutions pour combattre la DS, j'expérimentais des tas de voix et je cherchais des contextes favorisant ma voix. Certains faits étaient troublants. Aujourd'hui je sais pourquoi mais à l'époque je ne comprenais pas pourquoi certaines situations stoppaient les spasmes.

Voici des exemples de situations qui fluidifient la voix :

Le chant

De nombreux GDS peuvent chanter sans avoir de spasmes. Pour ma part, les contractions diminuaient ou disparaissaient complètement. A l'époque, c'était un vrai mystère pour moi. La raison de ces petits miracles m'échappait complètement. Aujourd'hui je comprends pourquoi je chantais avec une voix normale. Vous en trouverez les raisons dans le chapitre 4 partie 3 « R- comme Résonance ». Le chant diminue les spasmes chez la majorité des GDS pour des raisons mécaniques. D'ailleurs, certains l'utilisent beaucoup dans leur thérapie. Et c'est pourquoi, au cours d'exercices vocaux (V. chapitre 4 « Méthode des 4R- »), j'invite les GDS à créer le BON SON en utilisant le chant. Parfois ce n'est pas vraiment chanter mais plutôt parler avec un caractère légèrement chanté (voir vidéos sur le site).

A l'inverse de la grande majorité, il arrive que certains GDS ne puissent pas chanter mais puissent parler. Néanmoins, cela reste des cas très rares. J'ai vu quelques témoignages dans ce sens aux États-Unis.

La colère

Comme ce fut mon cas, de nombreux GDS retrouvent leur voix durant quelques secondes lorsqu'ils se mettent en colère. Dans cet état, les mots sortent spontanément de la bouche sans contractions laryngées. Ce phénomène troublant vous sera expliqué dans le chapitre 4 « R- comme Respiration ».

La voix de petite fille

J'avais remarqué la disparition des spasmes lorsque j'utilisais une voix de petite fille, c'est-à-dire une voix aiguë. Beaucoup de GDS peuvent parler ainsi dans les aigus sans spasme. Une GDS m'a raconté que son orthophoniste l'avait incitée à adopter ce type de voix. Nous verrons plus loin en quoi il faut au contraire utiliser une note basse et grave.

La voix utilisée avec les enfants et les animaux
Selon les contextes de la vie, nous modifions inconsciemment notre voix. Les GDS témoignent souvent d'une baisse des spasmes lorsqu'ils parlent avec leurs enfants ou leurs animaux. Cette voix, à l'inverse de celle pratiquée au téléphone, utilise davantage votre soufflerie ventrale avec une note basse. De plus, il y a moins de théâtralité lorsque l'on parle à son chien ou son propre enfant. Finalement, on est plus connecté à nous-même.

Le rire
Une majorité de GDS peuvent rire sans spasmes et même parler normalement lorsqu'ils rient. A la lecture des chapitres 3 et 4, vous comprendrez mieux l'importance du « lâcher prise » que le rire, notamment, engendre.

Le bâillement
Lorsque je bâillais, je pouvais parler normalement. C'est sans doute votre cas car la grande majorité des GDS possède cette même caractéristique. Les effets bénéfiques d'un relâchement musculaire vous seront expliqués dans la partie 1 « R- comme Relâchement », au chapitre 4.

La prise d'alcool
Au tout début de ma DS, lorsque les spasmes n'avaient pas atteint leur rythme de croisière, l'alcool me permettait de retrouver ma voix. Mes soirées bien arrosées se déroulaient sans gênes vocales, sans ces contractions bizarres dans ma gorge. La faible intensité de mes spasmes disparaissait après quelques verres. Par contre ces petits miracles n'ont pas duré longtemps. Mes contractions laryngées sont devenues trop fortes environ 3 mois après le début de la DS si bien que l'alcool devenait inefficace, mes spasmes subsistaient malgré mon breuvage magique du

week-end.

Contrairement à ce que j'ai vécu, certains GDS ont des contractions assez faibles. Une dose suffisante d'alcool suffit alors pour stopper les spasmes, temporairement. Au vu de ce dangereux constat, il faut rester prudent car certains GDS pourraient être tentés de sombrer dans un piège sournois. L'alcoolisme étant un fléau, je ne ferai évidemment pas ici l'éloge de cette fausse solution qui gangrène des vies et des familles entières. Bien au contraire, cette solution comporte des risques graves selon la fréquence et les quantités absorbées et selon vos prédispositions.

Ces différents symptômes que je viens d'exposer vont permettre, éventuellement, au praticien d'émettre l'hypothèse d'une DS.

3. Le diagnostic

Le diagnostic d'une dysphonie spasmodique est ensuite validé par l'électromyographie laryngée. Il s'agit de l'examen clé. Il enregistre l'activité électrique musculaire, apportant ainsi la preuve d'une atteinte dystonique des muscles laryngés. Cet examen confirme ou non l'existence de la DS.

Mais aujourd'hui encore, le diagnostic de la DS reste très compliqué car l'électromyographie laryngée n'est mise en place que si l'hypothèse d'une DS est émise. Or peu de médecins connaissent ce symptôme. Certains GDS peuvent donc passer des années sans comprendre leur problème et vivre avec des contractions laryngées sans pouvoir mettre un nom sur leur trouble.

Comme pour la majorité des GDS, les examens des cordes vocales ne présentent aucune trace de polype ou de nodule, aucune lésion ou autre problème. Les médecins ne diagnostiquent pas facilement la DS et supposent parfois que le stress est la source du problème, ce qui fut mon cas. Ils prescrivent alors des anxiolytiques ou autres médicaments symptomatiques.

Il est vrai que la dysphonie spasmodique est une maladie orpheline c'est-à-dire extrêmement rare, ce qui explique la difficulté de son diagnostic. C'est pourquoi, bien évidemment, je n'accuse pas les médecins de ne pas identifier la DS au premier regard, je constate simplement la difficulté de la médecine actuelle à la diagnostiquer, ce qui a pour effet de garder des gens dans l'ignorance de leurs maux et, par conséquent, dans une forme de double souffrance.

Une autre raison peut retarder le diagnostic : le déni par le patient lui-même. La majorité des GDS ne consulte pas dès le début de la maladie. D'abord parce que les symptômes sont insidieux, peu perceptibles à certains moments de la journée. Les alertes sont invisibles extérieurement, ce qui pousse davantage au déni. Et puis on suppose que le problème est temporaire, qu'il va disparaître. On n'en parle ni à l'entourage, ni à un médecin, on essaie juste de maîtriser et de cacher les symptômes, on serre les dents et le larynx. Votre entourage participe parfois, sans le vouloir, à ce déni en vous donnant son avis. Vous avez peut-être entendu des phrases comme « le problème est dans ta tête » ou bien « c'est juste du stress » ou alors « tu as juste besoin de vacances ». Pour ma part, on m'a même conseillé du miel. Un pot entier en quelques jours n'aura rien changé à l'affaire. Pour toutes ces raisons, les premières contractions sont incomprises, sous-estimées ou même ignorées. La première démarche médicale est alors repoussée à plusieurs mois ou même plusieurs années ce qui retarde d'autant le bon diagnostic.

Tous ces retards sont fort dommageables car non seulement ils font vivre aux GDS une situation très difficile, comme on va pouvoir le constater quelques lignes plus basses, mais également parce que la rééducation est plus efficace si elle commence dès le début des symptômes. La prise de conscience du dysfonctionnement pneumo-phonatoire ainsi que le travail permettent de casser le développement du forçage vocal avant d'entrer dans un cercle vicieux dont il sera plus difficile de sortir au fur et à mesure que le temps passera. Malgré tout, si vous avez la DS depuis

30 ans ou plus, rassurez-vous ! Vous pouvez également guérir via une rééducation. Évidemment, plus vite le mal sera diagnostiqué, plus courte sera la thérapie.

4. Les méfaits de la DS

A force d'entendre et de lire les mêmes témoignages, j'ai compris à quel point les histoires se ressemblaient : tout ce qui fait le quotidien d'un GDS (téléphone, réunions d'amis, discussions…) prend l'allure d'une succession de véritables défis et la vie en société peut devenir un enfer.

Des conséquences sur la vie professionnelle

Une hôtesse de l'air passionnée par son travail qui ne peut plus exercer son métier et qui se retrouve du jour au lendemain dans un bureau. Une enseignante de français adorant son métier qui a dû accepter un poste de bibliothécaire. Un professeur à l'université qui fait ses cours avec un micro. Un commercial épanoui dans son entreprise qui doit demander une rupture conventionnelle. Une femme qui choisit le métier de couturière non par plaisir mais par obligation... Malheureusement, je pourrais vous raconter encore beaucoup d'autres histoires regrettables générées par une DS. Dans le chapitre « Mon histoire avec la DS » je raconte comment ce symptôme a failli me faucher dans ma dynamique professionnelle. Heureusement, j'ai évité un départ précipité, ce qui n'est hélas pas toujours le cas pour tous.

Les métiers des GDS étant généralement liés à la parole (enseignants, commerciaux…), les contraintes causées par une voix spasmée ou inaudible sont souvent ingérables. Même avec des injections régulières, certaines périodes de l'année restent compliquées. Enseigner avec des spasmes ou une voix inaudible devient un calvaire. Dans le cas d'une voix faible, la solution du microphone est certes ingénieuse mais pour le moins inconfortable. Le métier de commercial devient également un calvaire. Je peux en témoigner car je l'ai vécu. Les rendez-vous avec la clientèle que l'on doit convaincre alors que la voix se bloque tous les deux mots ou est inaudible se révèlent un défi gigantesque. Je l'ai relevé quelques mois et j'ai vite abandonné : je ne travaillais plus durant les périodes où mon handicap vocal dépassait le seuil de tolérance.

Nombre de GDS se voient donc contraints d'abandonner leurs métiers (commerciaux, enseignants…) ou d'en changer, telle l'hôtesse de l'air transférée dans un bureau de sa compagnie aérienne ou cette femme courageuse devenue couturière car il n'est pas nécessaire de parler pour coudre.

Entendons-nous bien : les métiers de couturière ou d'agent de bureau sont tout à fait honorables, ce qui est à déplorer, c'est d'être contraint pour raisons médicales de quitter un métier qu'on aime, qu'on a choisi et pour lequel on a probablement fait des sacrifices…

Des conséquences sur la vie familiale

Avec ses enfants

Un enfant trop agité exige une intervention orale, parfois ferme. Cette situation plutôt banale peut devenir très frustrante pour le parent car la DS freine la spontanéité verbale ou la rend impossible. Une situation qui pourrait être simple (sans DS) peut alors se révéler compliquée.

L'influence du parent est naturellement affaiblie car une voix basse (sous injection) ou une voix hachée (sans injection), amoindrit l'impact de certaines interventions éducatives. Lorsqu'il y a plusieurs enfants c'est encore plus difficile, surtout s'ils sont jeunes. La dépense d'énergie est alors démesurée. La voix est un vecteur d'autorité, surtout vis-à-vis des enfants. Cette autorité est alors abîmée. Tout cela peut constituer une grande souffrance au quotidien. Certains témoignages de parents GDS vont dans ce sens, ils disent leur frustration et parfois leur découragement. D'autres moments dans la vie familiale sont mis à mal à cause de la DS : expliquer certaines choses de la vie à ses enfants, raconter des histoires ou des blagues, partager ou discuter tout simplement… La dépense d'énergie est alors démesurée, surtout en fin de journée lorsque la voix est fatiguée ou que les spasmes sont plus intenses. Par conséquent le parent GDS préfère parfois faire l'impasse sur ce qui n'est pas « essentiel » car la dépense d'énergie est trop importante. Il abandonne certains types de discussions afin de préserver son capital vocal. Le sentiment de gâcher une partie de la relation peut alors accroître la frustration. Les périodes de post-injection et les périodes de pré-injection sont, à ce titre, particulièrement difficiles.

Heureusement, les enfants, à condition de leur expliquer très clairement le handicap, possèdent une grande capacité d'adaptation même si elle est souvent sous-estimée.

Dans son couple

On dit souvent que la communication est le secret d'un couple qui dure. Pour ma part, je le pense. Exprimer ses peurs, ses colères, ses tristesses, ses joies, ses envies à l'autre permet de fluidifier une relation car on s'accorde avec soi-même et par conséquent avec l'autre. L'expression orale est le premier vecteur de communication dans un couple même si d'autres moyens existent. Dans le cas d'un GDS, la communication devient vite fatigante, usante, exigeant une dépense d'énergie disproportionnée. Par conséquent, on la réduit à sa plus simple expression, à sa fonction la plus banale, passant ainsi sous silence ses sentiments car cela devient trop coûteux, trop compliqué. Les discussions dans le couple sont donc de plus en plus difficiles. Or, ce processus vient s'ajouter à une inhibition « naturelle » des sentiments, fréquemment observée chez les GDS (voir chapitre psychologique). Le cercle vicieux est alors terrible car cette inhibition originelle est alimentée et amplifiée par la DS. Cet effet boule de neige se révèle très nocif : au fur et mesure que l'on renonce à verbaliser ses ressentis, la difficulté pour les exprimer augmente. Même si ce schéma ne concerne pas tous les GDS, notamment les couples formés avec la DS déjà installée, il est présent dans de nombreux témoignages. La DS peut devenir un vrai parasite dans le couple. Pour le combattre, il faut dire ce que l'on ressent.

Plus que quiconque, les GDS doivent s'y atteler. Si la conjointe ou le conjoint du GDS prend conscience de cela, alors il peut participer à casser ce cercle vicieux du non-dit. Son écoute sera alors très précieuse. En vous laissant le temps et la place de vous exprimer en profondeur, votre inhibition diminuera et le cercle vertueux se mettra en place plus facilement. Je ne prétends pas être un psychologue de couple, je ne prétends surtout pas détenir la vérité sur ce sujet complexe qui mériterait un livre à lui seul. Cependant je sais à quel point les GDS ont un besoin « thérapeutique » d'exprimer leurs émotions et de se sentir écoutés et compris.

Des conséquences sur sa vie personnelle

Un sentiment de culpabilité
Que ce soit dans la relation avec les enfants, le conjoint ou la conjointe, les GDS témoignent souvent d'une culpabilité. Ils se sentent responsables des difficultés que la DS engendre au sein de la famille. Cette croyance, qui est fausse et injuste, participe à la perte de confiance. Par conséquent l'inhibition et la DS par la même occasion sont renforcées. La culpabilité, notamment dans le couple, amène le GDS dans le cercle vicieux du « non-dit ». La verbalisation de certaines émotions est de plus en plus difficile car on se sent déjà coupable de certaines difficultés liées à son symptôme. Non seulement la DS freine la prise de parole à cause des contractions ou des effets secondaires du botox, mais elle provoque également une perte de confiance sur la légitimité de nos émotions. Ce qui est enfoui au fond de nous alimente indirectement le petit monstre

(la DS) et crée une distance dans le couple. Ce processus insidieux s'installe très progressivement et enfonce le GDS dans une forme de double peine : les difficultés familiales engendrées par la DS et les dommages collatéraux de la culpabilité.

Un sentiment de honte

Ce sentiment est malheureusement récurrent parmi les GDS. Pour ma part, je ressentais cette honte lorsque les spasmes bloquaient des mots dans ma gorge, lorsque les gens me regardaient sans comprendre pourquoi il y avait un blanc en début ou en milieu de phrase, lorsqu'on me demandait de répéter car ma voix était inaudible. Je me souviens particulièrement de mes blocages durant mes échanges téléphoniques. Le sentiment de honte m'envahissait car mes interlocuteurs ne comprenaient pas la source du problème. Évidemment je ne pouvais pas expliquer à chaque fois : « excusez-moi pour mes contractions laryngées, c'est à cause de ma dysphonie spasmodique, c'est une dystonie laryngée, etc… ». Que ce soit au travail ou dans ma vie personnelle, les moments de gêne se répétaient. Les témoignages des GDS vont souvent dans ce sens. Ce symptôme est particulièrement sournois car il est « invisible ». Si on marche avec des béquilles, les gens comprennent tout de suite notre handicap. Ils vont s'adapter et nous aider. Il n'y aura pas de malaise. A l'inverse, la DS ne génère pas d'empathie au premier regard mais de la gêne. On se retrouve seul avec son symptôme. L'incompréhension chez nos interlocuteurs est malheureusement très fréquente. Évidemment nos proches ne sont pas surpris car ils sont habitués. Ils s'adaptent à nous dans la mesure de leur possibilité. Malheureusement dès qu'on sort du cocon familial ou amical, tout se complique. Aller à la boulangerie demande un effort disproportionné, croiser des connaissances et bavarder avec elles deviennent des moments de souffrance, de gêne, de honte. Afin d'éviter ces moments de solitude où la honte nous gagne, on se replie sur soi, on évite les sorties « inutiles », on s'isole.

L'isolement social et dépression

Une des conséquences les plus regrettables et les plus récurrentes de la DS : l'isolement social. La honte en est l'une des causes car les GDS évitent progressivement les contextes potentiellement gênants. L'isolement s'installe naturellement, de manière progressive. Pour ma part je me souviens être resté des jours entiers sans voir personne. Comme de nombreux GDS, notamment pendant les périodes post-injections et pré-injections, je préférais rester seul chez moi. Et à force d'éviter les situations angoissantes et de refuser les invitations, les sollicitations diminuaient fortement. Le cercle vicieux de l'isolement social s'installe progressivement. L'absence de lien social, qui constitue un puissant facteur de dépression, alimente indirectement la DS. En plus des contraintes familiales et professionnelles, cette solitude participe à la perte de confiance.

Heureusement, tout ceci constitue la vision négative de la DS, c'est-à-dire la bouteille à moitié vide. Effectivement il existe des moyens de casser ce cercle vicieux, de changer votre regard sur la DS. L'isolement, comme d'autres conséquences de la DS, peuvent devenir d'immenses opportunités pour votre développement intérieur.

Dans ce livre, je propose des outils qui m'ont empêché de sombrer dans la dépression, notamment la sophrologie ou la méditation. Ces puissants vecteurs de bien-être m'ont évité d'être aspiré vers le fond, ils m'ont permis d'accueillir la réalité et de garder confiance en moi et par conséquent de me sentir bien avec moi-même. Dans cette période difficile, ces disciplines m'ont offert un regard positif sur la DS, celui que je vous invite à porter sur votre symptôme. Ainsi, cette épreuve ne vous détruira pas mais elle vous enrichira en profondeur.

5. Les traitements proposés

L'opération chirurgicale, une méthode dangereuse

Proposé à une certaine époque, ce traitement consistait en la section la plus souvent complète du nerf récurrent pour diminuer la tension des muscles comportant les spasmes. Les risques phonatoires étant élevés, allant jusqu'à l'aphonie totale et définitive, ce procédé a presque totalement disparu.

L'orthophonie : oui mais …

Pour la médecine actuelle, le traitement orthophonique associé avec un travail de relaxation et de respiration, peut, au mieux, limiter l'intensité des spasmes. Effectivement de nombreux témoignages en attestent et nous allons tenter d'en donner les raisons.

Tout d'abord, cette maladie est si rare que le GDS aura eu bien du mal à trouver un professionnel qui la connaisse et a fortiori qui connaisse la rééducation très spécifique qu'elle requiert. Ainsi, au début de ma DS, j'ai rencontré 2 orthophonistes. La première avait une dizaine d'années d'expérience et j'étais seulement son deuxième cas de DS. La deuxième avait 30 ans de métier et j'étais son 3ème cas, soit 1 cas de DS tous les 10 ans. On comprend alors aisément que l'orthophoniste investigue peu pour trouver des exercices spécifiques tels que le « humming », le son dans le masque, etc… afin de mieux répondre au problème d'un GDS.

De plus, la rééducation se doit d'être très intensive. Les séances d'orthophonie ne peuvent donc suffire. Je voyais mon orthophoniste deux fois par semaine avec des séances de 30 minutes. La thérapie pour la DS exige entre une et trois heures de travail quotidien. Un athlète qui se prépare pour les jeux olympiques ne fait pas 2 séances d'entraînement par semaine. Il travaille chaque jour. C'est la même chose pour les GDS. Il faut donc bien saisir que c'est surtout vous qui, tous les jours, devez être votre propre orthophoniste.

Enfin, la rééducation pour être efficace doit être le fruit d'un travail d'équipe, au sens large du terme. Si l'orthophoniste bien formé peut y avoir sa place, il faudra néanmoins que le GDS travaille, selon ses besoins, non seulement avec d'autres thérapeutes (sophrologue, psychologue…) pour obtenir le relâchement psychique nécessaire mais avec d'autres encore tels qu'un kinésithérapeute ou un ostéopathe afin d'obtenir la détente musculaire propice au BON SON. Nous reverrons cela plus précisément dans le chapitre 4 de cet ouvrage.

L'injection de toxine botulique

L'injection de toxine botulique est malheureusement l'unique traitement proposé dans 99% des cas aujourd'hui : il consiste en l'injection intra cordale (dans le muscle comportant les spasmes) de toxine botulique. Ce traitement aboutit à la paralysie partielle du muscle et donc à la diminution de son hyperactivité.

Les contractions laryngées régressent alors instantanément ; la toxine botulique, en paralysant partiellement le muscle dans lequel elle est injectée, diminue l'hypertonie musculaire. Cela peut entraîner de rares effets secondaires : difficultés à la déglutition.

Dans certains cas, on constate une aphonie post-injection durant plusieurs jours ou semaines. Dans mon cas, l'aphonie durait entre 3 et 6 semaines. Mais pour la majorité des GDS, ce temps est d'environ une semaine.

Après la période d'aphonie, le traitement améliore l'état des patients temporairement car malheureusement les effets sont réversibles au bout de quelques mois, lorsque le produit est complètement résorbé. Il est ainsi nécessaire de réaliser entre 2 et 3 injections de toxine botulique par an.

Pour certains GDS, ces injections se révèlent inefficaces sur le long terme. Pour les autres, ce traitement est à réaliser toute leur vie car il traite le symptôme et non pas la cause.

6. La rééducation par les 4 R-

La DS est selon moi un trouble neurologique qui est le résultat de divers dysfonctionnements. Je pense que le problème neurologique est apparu suite à une rencontre malheureuse de dysfonctionnements psychologiques, respiratoires et posturaux. L'objectif est alors le suivant : mettre en place des automatismes constatés lors de certains contextes favorables comme le chant, le rire, etc… : une respiration abdominale, la bonne note, le son dans le masque, l'imaginaire de la voix au niveau de la tête, le relâchement musculaire de certaines zones (cou, épaule, langue, lèvre...).

Dans le cadre de la rééducation proposée dans ce livre, vous allez travailler sur chacun de ces facteurs. Ces 4 leviers que sont le relâchement, la respiration, la résonance et la reprogrammation (les 4 R-) vont inverser les facteurs qui ont généré le dysfonctionnement neurologique. Par conséquent, les mauvaises transmissions entre les nerfs et les muscles vont redevenir normaux, et les contractions anarchiques vont disparaître progressivement.

Cependant ce travail exige du temps et de l'implication car il faudra inverser des comportements qui sont ancrés en vous depuis des années. Comprenez qu'il vous faudra véritablement vous reprogrammer et cela ne pourra se faire que sur le long terme. Si la DS a été diagnostiquée, pendant environ 10 mois, vous devrez réaliser le BON SON chaque jour sous forme d'exercices divers. En répétant des mots avec le BON SON, vous sortirez ainsi du cercle vicieux de la DS progressivement comme je l'ai fait, et comme d'autres l'ont fait.

Chapitre 2
MON HISTOIRE AVEC LA DS

Le début de ma DS
Janvier 2011

« Elle a quoi ta voix David ? Y a un truc bizarre... » Ce jour-là, dans ma voiture, je n'ai su que répondre à Mounaïm car j'avais à peine remarqué ce léger changement dans ma voix. Durant cet échange téléphonique avec mon collègue j'avais effectivement eu de petits temps de pause, en début de certaines phrases. Certains mots semblaient bloqués quelque part dans ma gorge, je devais pousser un peu pour les faire sortir. Je lui ai répondu de ne pas s'inquiéter pour moi, « tout allait bien dans le meilleur des mondes ».

La DS se préparait en coulisses
De 2009 à 2011

En ce mois de Janvier 2011, je travaillais depuis 2 ans dans un grand groupe de services auprès des professionnels.

Mon poste de commercial me donnait beaucoup de satisfaction en termes de reconnaissance professionnelle. Ma direction se réjouissait de mon implication et de mes résultats. Comme beaucoup de GDS (les gens atteints de la dysphonie spasmodique), mon dévouement professionnel était au-delà de la norme.

Deux ans auparavant, en janvier 2009, j'avais décidé de venir en Région parisienne pour saisir de nouvelles opportunités professionnelles.
Originaire de Rennes, je faisais là un choix pragmatique. Je trouvai effectivement du travail rapidement en Seine-et-Marne. Les deux premières années ont été dédiées exclusivement à mon travail. Je m'étais installé dans une ville située entre mon secteur d'activité et mon bureau. Mon célibat et ma relative solitude dans une région où je ne connaissais personne constituaient un puissant vecteur de réussite professionnelle car ma disponibilité était totale. J'habitais à Mennecy, une ville au milieu de l'Essonne et mes rares interlocuteurs se réduisaient à l'épicier en bas de chez moi et à la boulangère.

Hormis le fait que le quotidien se résumait à mon travail au détriment de mon équilibre mental, rien ne présageait l'arrivée d'une maladie dans ma vie. Ma santé semblait excellente. Mon alimentation était équilibrée, je faisais du sport régulièrement, je ne fumais pas et buvais très raisonnablement. Mon hygiène de vie était l'une de mes priorités. De plus, les très bons résultats obtenus dans mon travail m'offraient une sorte de sérénité.

Pendant cette première expérience en tant que commercial, l'envie de bien faire était au centre de mes préoccupations. Je me rendais déjà compte à cette époque que ma motivation et mon implication se situaient à un niveau hors normes. Chaque jour de la semaine, de 8h à 20h mon corps et tout mon être devenaient des instruments exclusivement consacrés au service de ma réussite professionnelle.

Comme j'étais commercial, ma voix constituait mon principal outil de travail : je devais d'abord l'utiliser intensivement pour passer la cinquantaine de coups de téléphone quotidiens, afin de dénicher de nouveaux clients, ou pour aller à la rencontre de nouvelles sociétés.

Je devais ensuite m'en servir pour convaincre ces prospects, ces sociétés, la voix devenant là un atout majeur pour persuader les futurs clients.

A cette hyper utilisation s'ajoutait un contexte très anxiogène. En effet, l'enjeu de chaque rendez-vous était de taille, il me fallait honorer les objectifs que je m'étais fixés. La tension était donc extrême. Mais il était impératif de déguiser ma voix afin d'inhiber cette peur et de masquer mes doutes. Je parvenais à cette maîtrise puisque je passais aux yeux de mes interlocuteurs pour un être sûr de lui.

Dès lors, ma voix était devenue une des pièces maîtresses d'un déguisement contrôlé à des fins commerciales.

Je voulais d'autant plus démontrer mon immense implication et prouver mes compétences que, pour des raisons personnelles, j'avais le sentiment de ne pas mériter ma place, d'avoir menti et usurpé une identité. Ce sentiment était toxique et en même temps il m'a poussé à travailler deux fois plus que mes collègues : je devais absolument prouver mes compétences afin d'obtenir la reconnaissance de ma direction et de mes collaborateurs. Ma voix s'inscrivait dans ce processus très profond dont le but était de prouver quelque chose à tout prix. La parole constituait une composante importante de ce jeu toxique de faux-semblants.

Ce fonctionnement intensif qui nécessite un contrôle et un déguisement permanents avait participé à la création de la DS et désormais alimentait mes spasmes. En effet, je contractais mon larynx et tentais de contrôler mes intonations grâce aux muscles entourant les cordes vocales, je puisais l'air de mon thorax, je bloquais mes respirations afin de cacher mes sentiments, je parlais en « apnée ». Ce réflexe inconscient me coûtait beaucoup. Les spasmes arrivant, je tentais de contrôler davantage mes contractions via une plus grande maîtrise sur cette partie de mon corps. Le cercle vicieux se mettait en place doucement mais sûrement, je n'avais aucunement conscience de ces sables mouvants dans lesquels je m'agitais et m'enfonçais.

La DS entre en scène
Janvier 2011

C'est donc en janvier 2011 que la DS émergea doucement dans ma vie à l'occasion d'une banale discussion téléphonique avec Mounaïn, un collègue de travail qui est également un ami. Aucun choc psychologique, aucun événement traumatisant, aucun déclencheur notable ne furent à l'origine de ma DS. Son arrivée fut si insidieuse qu'en raccrochant mon téléphone, je ne m'inquiétai absolument pas....

La DS, un serpent qui avance silencieusement
Février 2011

Les contractions ont légèrement progressé en février 2011, cependant la gêne occasionnée restait largement supportable. Ma gorge se serrait légèrement avec la fatigue, en fin de journée notamment.
En général, une fois que j'avais dîné et m'étais reposé, ces gênes musculaires disparaissaient. Le mois de février se déroula sans souci, je gérais les contractions dont le degré de puissance restait raisonnable.

Ça devient un peu gênant ce truc dans ma gorge...
Mars 2011

La situation franchit un cap au début du mois de mars 2011. Toutes mes fins de journées s'accompagnaient de ces inexplicables contractions à la gorge. Là encore je décidai de ne pas m'inquiéter malgré une gêne sensible et croissante. La cause devait être l'anxiété ou bien un simple nerf bloqué dans mes cervicales. Je restai serein malgré les alertes. Je n'imaginais pas une seule seconde une maladie orpheline ou autre.

Durant ce mois de mars, mes capacités au travail furent légèrement impactées pour la toute première fois mais je ne consultai toujours pas de médecin.

Là ça devient vraiment pénible !
Mars 2011

Fin mars, mon état vocal devint inquiétant. Les spasmes apparaissaient dès les fins de matinées. Ma gorge se serrait de manière involontaire lorsque je parlais, surtout en début de phrase. La première syllabe semblait coincée dans ma gorge, je devais pousser pour qu'elle sorte. Ma voix réagissait au moindre stress, à la moindre émotion. Mon aptitude à réaliser mon travail se dégradait sérieusement. Ma prospection téléphonique devenait compliquée à certaines heures de la journée. Les petits blancs en début ou en milieu de phrase commençaient à être gênants. Mon discours commercial était sérieusement décrédibilisé car ces petits blocages vocaux cassaient la fluidité de ma parole. Malgré ces alertes évidentes, je ne pris pas rendez-vous chez mon médecin, je continuai à serrer les dents et la gorge.

C'est quoi mon problème Docteur ?
Mars 2011

A la fin du mois de mars je suis parti en Espagne pour voir ma sœur Edwige, qui était basketteuse professionnelle à Valence. Je lui parlai de ce problème et elle me proposa de rencontrer le Docteur P, le médecin du club, pour une consultation. J'acceptai sa proposition car je voulais comprendre et il était grand temps d'agir. Malheureusement, le diagnostic du médecin fut complètement erroné, sa conclusion fut assez simpliste : mes contractions étaient le fruit d'angoisses, sans doute au travail. Je tentai de lui expliquer mes doutes sur son diagnostic car j'étais une personne peu angoissée en général, et particulièrement pendant cette période de réussite professionnelle. Malgré tout, le Docteur P insista et me prescrivit des anxiolytiques à prendre pendant une semaine afin que les spasmes disparaissent...

Drogué et toujours fatigué, je sombrai dans un état apathique dès les premiers jours de traitement. Mes journées se résumaient à des successions de siestes. J'étais vidé de toute mon énergie sans pour autant être débarrassé des spasmes. La conclusion semblait très claire, l'anxiété n'était pas responsable de mon problème...

Enfin le bon diagnostic !
Avril 2011

A mon retour en France, je n'ai pas tardé cette fois-ci à prendre rendez-vous avec mon médecin traitant. Il n'a pas diagnostiqué la DS mais il m'a judicieusement envoyé vers le Docteur F, un médecin ORL très expérimenté. La rencontre avec ce praticien chevronné (plus de trente ans de métier) constitua le premier tournant dans mon processus de guérison. Ce jour-là il me sortit de mon ignorance en nommant ce mystérieux mal dont je souffrais. Pour la première fois de ma vie j'entendais le terme : « dysphonie spasmodique ».

Contrairement à de nombreux GDS j'ai obtenu une réponse au bout de quelques semaines. Je suis très reconnaissant au Docteur F d'avoir établi un bon diagnostic car au moment où vous lisez ce livre, des gens souffrent de la DS depuis des mois ou même des années sans connaître le nom de la maladie qui parasite leur vie. J'ai des témoignages en ce sens. La DS est une maladie orpheline, le taux de personnes atteintes est très faible (1 pour 100 000 a priori). Malgré les trente ans de métier du Docteur F, j'étais seulement son troisième cas. Obtenir le diagnostic de la DS relève donc bien souvent le parcours du combattant. Or, ne pas pouvoir mettre un nom sur sa maladie est une situation bien difficile à vivre, mais pire encore elle interdit également toute mise en place d'un traitement adéquat. Établir le bon diagnostic constitue donc la grande étape incontournable pour la mise en route d'un traitement et, si possible, de la rééducation qui convient.

Merci, Docteur, pour le conseil !

Malgré sa compétence indiscutable, le Docteur F a commis une terrible erreur lors de notre rendez-vous. Je lui posais une multitude de questions sur la DS ; malheureusement, il ne connaissait pas bien le sujet. Évidemment, avec 3 cas en 30 ans il était un peu dans le flou, sans possibilité de me donner de détails sur les causes et les conséquences de la DS. Il me conseilla alors de me documenter via internet...

Avant que nous nous quittions, il me promit de m'obtenir rapidement un rendez-vous chez le spécialiste français de la DS, le Docteur K. Ce dernier traitait ce type de symptômes depuis 20 ans, ce qui était rassurant pour moi.

Je suis sorti du rendez-vous plutôt satisfait : les dommages collatéraux engendrés par cette maladie semblaient minimes puisque le traitement par de petites piqûres paraissait au point. Néanmoins je me hâtai de rentrer chez moi et de regarder sur internet les explications sur la DS. C'était d'ailleurs le conseil du Docteur F...

La DS via internet : Aïe ! Ça pique !
Avril 2011

Le soir même, je fouillai sur internet afin de comprendre ma « maladie ». C'était encore très flou dans ma tête, on avait mis un nom sur mon trouble mais j'étais loin d'imaginer les contenus mortifères de mes lectures nocturnes.

Après avoir dîné je m'installai confortablement dans mon lit, je tapai « dysphonie spasmodique » sur un moteur de recherche et là, surgit un flot d'informations et de témoignages d'une violence inattendue. Des mots comme « incurables », « à vie », « isolement social », « dépression » ou encore « rééducation inefficace » apparaissaient sur chaque site, à chaque définition, dans chaque témoignage. Mon médecin ORL n'avait pas mentionné la gravité et les conséquences de mon mal, et sans doute lui-même ne les connaissait pas.

L'effet de surprise fut terrible. Allongé sur mon lit, le corps figé, j'étais happé dans un trou sans fond. A mesure que mes lectures avançaient, mon petit monde s'écroulait sous mon corps inerte. Dans une douloureuse impuissance, je réalisais progressivement les bouleversements que cela impliquerait dans ma vie. Évidemment, je cherchais sans relâche la moindre lueur d'espoir, je fouillais partout sur le net afin de trouver le moindre témoignage de guérison mais en vain : que du négatif, rien à espérer. Toute une nuit de recherche sans lire la moindre note d'espoirs. Quel choc d'apprendre que votre travail, votre vie sociale, vos projets sont à jeter à la poubelle puisque les témoignages étaient unanimes !

Ma plus grande erreur ce soir-là fut d'aller voir les blogs. Quelle bêtise ! J'ai découvert un espace d'échanges très angoissants, où les gens expriment leur détresse, leur abandon face à la maladie. Les blogs regroupent généralement les témoignages de personnes très pessimistes, qui ont besoin de dire à quel point cette maladie est toxique au quotidien, à quel point il est difficile de vivre avec la DS. Personne ne parlait de rééducation, aucun espoir n'émergeait de ce torrent de fatalisme. J'étais définitivement achevé, vidé de tout espoir, a priori ma vie était fichue...

Un témoignage m'avait particulièrement déprimé cette nuit-là. Un ancien commercial d'une trentaine d'années avait dû cesser de travailler depuis un an à cause de sa dysphonie spasmodique. Malheureusement ses droits au chômage s'arrêtaient le mois suivant et il exprimait toute son angoisse quant à son futur professionnel. Cette « maladie » n'est pas classée dans une catégorie générant des aides de l'assurance-maladie. Les GDS ne sont pas des travailleurs handicapés. Du coup, son avenir lui semblait bien sombre. Dans ce blog il demandait de l'aide, des conseils, mais personne ne lui répondait, il était face à son problème sans la moindre solution.

Ce témoignage m'a bouleversé car je m'identifiais à ce jeune commercial. Stoppé dans sa dynamique professionnelle et personnelle, il semblait sombrer dans la dépression. Je supposais que sa vie était une projection de mon propre avenir.

J'aimerais tellement revenir en arrière et lui répondre que la DS est curable. J'espère tellement qu'il a vu ou qu'il verra mon site. D'ailleurs si j'avais eu la chance de voir un site tel que le mien durant cette nuit de naufrage, si j'avais eu la moindre bouée à la laquelle m'accrocher, alors j'aurais évité cette noyade nocturne.

Je n'oublierai jamais cette première nuit si douloureuse où je découvris ces saletés d'idées reçues sur la DS.

Accepter n'est pas abandonner

Les jours suivant cette nuit de naufrage furent difficiles. Je continuai à chercher sur internet des informations, espérant y trouver d'éventuelles solutions. Je passais à la loupe certains sites afin de ne rien rater. Je relisais les mêmes articles afin de tout comprendre. Et en même temps, je commençais un travail sur moi afin d'accepter de la maladie. J'essayais d'accueillir ma nouvelle réalité et les conséquences sur le long terme. Les dommages collatéraux étaient inévitables, mon futur serait bouleversé. De nature pragmatique, je m'attelais à prendre acte de ma nouvelle vie...

Ce travail d'acceptation fut le point de départ de mon processus de guérison. Le lâcher prise qui en découlait m'a permis de concentrer mes forces sur le seul combat important...

La vie est bien faite !
Avril 2011

Durant cette semaine où je découvrais ma maladie, j'allais recevoir un joli coup de pouce du destin : ma sœur Edwige qui habitait en Espagne avait prévu depuis longtemps de passer le week-end chez moi en Essonne.

Moralement, sa venue était importante. Je vivais seul à cette époque et la compagnie d'une personne très proche constituait un soutien formidable, spécialement celui de ma sœur Edwige. Elle n'a pas sombré dans un catastrophisme inutile et contre-productif ni dans une compassion exagérée, elle a juste été présente, elle a écouté mes craintes et elle a surtout orienté ma quête en me donnant une information tombée du ciel...

Merci James !

James, son mari américain, séjournait aux Etats-Unis, à cette période-là. Par curiosité, il avait effectué des recherches sur internet concernant la DS et avait trouvé des témoignages de quelques Américains qui disaient avoir guéri grâce au Docteur Cooper. Edwige m'a donc transmis ces précieuses informations et nous avons regardé, le restant du weekend, des vidéos concernant le Docteur Cooper.

Le Docteur Cooper soignait toutes sortes de problèmes vocaux, et notamment la dysphonie spasmodique. Les vidéos, qui étaient toutes en anglais, remontaient à une dizaine d'années et malheureusement ne dévoilaient pas les techniques et méthodes utilisées pour la rééducation ni de la DS, ni des autres dysfonctionnements de la voix. Ses patients témoignaient de leur guérison grâce aux stages intensifs du Docteur Cooper. Trois d'entre eux avaient guéri de la DS : a priori, c'était inespéré pour moi, je pouvais enfin y croire.

Malgré un manque frustrant de détails sur les techniques thérapeutiques concernant la DS, l'espoir et les indices recueillis me suffisaient pour booster ma motivation et mes recherches. A compter de ce jour, j'orientai toute mon énergie et toutes mes réflexions selon les deux axes suivants : la respiration du ventre et la résonance nasale. A priori c'était la clef...

Une base de travail
Avril 2011

Les jours suivant la venue de ma sœur, je fouillai sur internet afin de comprendre comment ce Docteur guérissait ces gens. Je m'appuyai sur ses quelques citations concernant la DS : « Cette maladie vient d'un dysfonctionnement de la parole, et sûrement pas d'un problème dans le cerveau » ; « les GDS respirent avec le thorax au lieu d'utiliser le ventre... » ; « il faut parler dans le masque et non pas dans la gorge »

Malheureusement, à cette époque je ne comprenais rien aux propos du Docteur Cooper, c'était du chinois pour moi...

Premier RDV chez le grand spécialiste de la DS
Avril 2011

Comme promis, le Docteur F avait contacté le Docteur K afin que je puisse le consulter dès que possible. Cet éminent chirurgien était spécialisé dans la dysphonie spasmodique depuis 20 ans. Il était le recordman français du nombre d'interventions sur les GDS, j'étais donc entre de bonnes mains...

Le rendez-vous eut lieu la semaine suivant la visite de ma sœur. J'étais impatient de connaître son regard de spécialiste sur mon trouble car pour le moment je me contentais des informations d'internet. Mon besoin d'entendre un professionnel était immense, je voulais être rassuré sur l'efficacité du traitement sur lequel j'avais lu quelques détails. J'avais compris qu'il était question de piqûres pour stopper les spasmes mais je souhaitais vivement savoir dans quelle mesure ma vie pouvait être normale. C'était le plus important.

Dès le début du rendez-vous, le Docteur K supposa l'existence de spasmes. Juste à l'écoute de ma voix, ou plutôt de ce qu'il en restait, la DS lui semblait probable. Afin de vérifier son intuition, il dut faire un examen extrêmement désagréable pour moi, à savoir une endoscopie de mes cordes vocales. Le principe était simple et à la fois angoissant : passer un endoscope dans mes conduits nasaux et filmer mes cordes vocales lors de la parole afin d'observer d'éventuelles contractions. Ainsi, la DS serait diagnostiquée de manière officielle.

Confirmation de la DS

Les images de mes cordes vocales démontrèrent des contractions anarchiques dans les muscles du larynx. L'existence de ma DS était validée. Le Docteur K sortit tout doucement son tuyau de torture de mon nez pour mon plus grand soulagement. En théorie c'était la première et dernière fois. La DS étant incurable, il n'y aurait donc aucune raison de vérifier un improbable arrêt des spasmes...

Après l'examen de mes cordes, nous sommes retournés à son bureau afin de discuter. Évidemment, je lui chuchotais un tas de questions « Peut-on guérir ? » « Puis-je garder mon travail ? » « Quel traitement y a-t-il ? » « Peut-on opérer ? » « Connaissez-vous les méthodes du Docteur Cooper ? » bref, je voulais tout savoir sur la DS.

Ses réponses étaient directes, plutôt en phase avec les informations que j'avais lues sur internet : « M Lawson, la DS est incurable... », « C'est un problème dans les noyaux gris du cerveau », « C'est une maladie neurologique... », « C'est une maladie orpheline qui est génétique... » « Votre métier de commercial est inadapté... », « Je vais traiter votre problème en vous injectant de la toxine botulique... », « les injections sont à vie... », « Il n'y a pas de rééducation efficace.. », « Non je ne connais pas ce Docteur Cooper... »

D'un côté, il était rassurant car il semblait avoir confiance dans le traitement de la DS. Depuis 20 ans, il réalisait des injections avec un taux de « réussite » de 80%. L'opération durait 5 minutes à chaque fois et devait être faite tous les 5 à 6 mois. De plus ce Docteur parlait avec beaucoup de calme, ce qui lui donnait un aspect apaisant, presque paternel.

Mais d'un autre côté, son discours était démoralisant. Le caractère incurable de la DS était dur à digérer. A 31 ans, je devais accepter d'être « handicapé » jusqu'à la fin de mes jours. Certes le traitement pouvait m'aider mais je me rappelais certains témoignages sur internet qui disaient l'inverse.

Avant de partir, le Docteur K posa une date pour ma première injection. J'avais hâte car mon état vocal se dégradait, mes blocages lors de mes prises de parole me ridiculisaient. Je comptais énormément sur cette injection, je faisais confiance au Docteur K et à son expérience...

Le cercle vicieux du forçage vocal
Avril 2011

Les jours suivants, je suis pleinement entré dans le cercle vicieux du forçage vocal sans m'en rendre compte. L'intensité de mes contractions augmentait sans cesse. Je devais forcer davantage sur ma voix pour en faire sortir du son, je puisais l'air dans mon thorax, mon diaphragme était bloqué et ma respiration abdominale était inexistante. Je ne réalisais pas encore que mes comportements pneumo-phonatoires étaient mauvais. J'alimentais ma DS sans m'en rendre compte. Mes cordes vocales étaient brutalisées par ma respiration thoracique. Petit à petit, elles ne pouvaient même plus créer de son. Par l'usure et la fatigue, mon instrument vocal atteignait un seuil critique.

Pendant cette période, j'ai suivi quelques séances avec Mme F, une orthophoniste pleine de bonne volonté, possédant une personnalité absolument géniale. Cependant, malgré ses 25 ans d'expérience, elle ne connaissait pas les méthodes pour rééduquer la DS. L'orthophonie classique est inefficace dans le cas de la DS car elle ne prend pas en compte la globalité du dysfonctionnement. Les écoles d'orthophonie n'enseignent pas comment guérir de la DS, du moins pas encore. Elles considèrent la DS comme une maladie neurologique et non pas comme un symptôme, ce qui, selon moi, biaise la façon d'aborder la solution. Se focaliser sur le symptôme, c'est le gros problème de la médecine occidentale.

J'étais le deuxième cas de dysphonie spasmodique durant les 25 ans de métier de Mme F. Ses connaissances sur le traitement de la DS étaient très limitées, non pas à cause d'une éventuelle incompétence mais plutôt en raison de l'ignorance générale sur ce trouble. Néanmoins, nous avons fait quelques exercices vocaux et des exercices sur la respiration qui m'ont donné des bases de travail. Elle fut la première personne à indiquer les conséquences négatives d'une mauvaise respiration. Mon diaphragme était rigide et ma respiration abdominale inexistante. Nous avons fait quelques exercices de base durant les séances mais ce n'était absolument pas suffisant. Deux séances de travail par semaine étaient dérisoires, aujourd'hui je le sais. Trois ou quatre séances par jour me semblent plus adaptées.

A ses conseils techniques, cette orthophoniste ajouta un formidable soutien psychologique grâce à son écoute, sa magnifique énergie et sa grande gentillesse. Finalement, son soutien moral constituait l'essentiel pour moi durant cette période angoissante, où ma solitude face à la maladie aurait pu me précipiter dans une dépression. Les gens comme elle, qui vous écoutent, qui ont de la compassion sans vous traiter en victime, ces gens qui vous aident à garder la tête hors de l'eau, sont aussi précieux que rares dans ces moments-là. Humainement, cette orthophoniste fait partie des personnes qui m'ont apporté ce soutien dont j'avais besoin malgré ma nature combative. Sans elles, mon combat aurait été encore plus difficile.

Première injection
Avril 2011

La première injection a eu lieu au mois d'avril, 2011 dans une clinique à Paris. Ce jour-là, ma capacité vocale était catastrophique, le forçage vocal avait amplifié les spasmes de mes cordes vocales. Mon cou et mes muscles laryngés constituaient une zone de tensions dans laquelle mes spasmes se développaient. Je ne pouvais plus que chuchoter, tant mes cordes vocales étaient saturées.

Dans la salle d'attente, quelques patients attendaient leur tour pour une injection de toxine botulique, soit pour la dysphonie spasmodique soit pour d'autres dystonies telles que les contractions de la mâchoire, les torticolis spasmodiques, les crampes de l'écrivain…etc. Pour tous ces gens, l'injection de botox représente probablement un soulagement, une libération temporaire.

J'étais extrêmement nerveux car j'avais lu des témoignages négatifs sur cette intervention, j'en devinais le caractère douloureux. Eh bien, ce fut pire que je l'imaginais !

En effet, pour injecter le produit, il faut identifier la zone d'injection dans les muscles laryngés. Et pour ce faire, le médecin enfonce l'aiguille dans le cou et la remue dans la gorge jusqu'au moment où l'électromyogramme indique le bon positionnement de la seringue. Une fois seulement l'aiguille bien en place, le médecin peut injecter la toxine botulique. Malheureusement, ma tension extrême compliqua le geste : le médecin ne parvenait pas à identifier le lieu d'injection et dut s'y reprendre à plusieurs fois.

Cette première intervention, parce que j'étais tendu et très angoissé, fut la plus longue et la plus douloureuse parmi toutes celles que j'eus à subir. En sortant de la clinique, j'éprouvai un grand soulagement car l'intervention était derrière moi, je me sentais assez serein et plutôt confiant dans les effets du traitement. Le Docteur K m'avait expliqué que le taux de réussite chez ses patients était de 80%. J'allais enfin pouvoir reprendre mon travail normalement. Depuis des semaines je tentais de cacher mon état en évitant mes collègues et mes clients. Cela devenait intenable, ma voix devait revenir dès que possible…

Ma voix se fait attendre
Mai 2011

Pour la majorité des patients, les effets secondaires post-injection sont une aphonie de 1 à 2 semaines. Non seulement l'état de mes cordes vocales était catastrophique le jour de l'injection, mais de plus je réagissais mal à la toxine. Ma voix est donc restée hors service pendant 9 semaines après l'intervention...

Pendant ces 2 mois d'aphonie, en tout début de matinée j'avais la voix des lendemains de grosses fêtes, lorsque l'on a bien bu et fumé. Nombre de mes interlocuteurs ont dû imaginer que ma soirée de la veille avait été très joyeuse et festive. Durant ces débuts de journées, ma voix était affreuse mais à peu près audible durant une centaine de mots. Mon capital vocal étant extrêmement limité, ma voix se mourait ensuite sans quc jc puisse rallonger sa durée de vie quotidienne. Je possédais quelques centaines de mots puis c'était l'extinction...

Un fatigant numéro de funambulisme
Mai et Juin 2011

En attendant le retour de ma voix, j'adaptai mon planning de travail en fonction de mon état. Je travaillais avec parcimonie et avec beaucoup de pragmatisme. Je sélectionnais scrupuleusement les dossiers à fort potentiel et je supprimais un tas de dossiers que j'estimais moins rentables. Habituellement, je réalisais cinq ou six rendez-vous par jour. Je passai alors au strict minimum, à savoir un rendez-vous par jour. Je sélectionnai les prospects rentables car je devais assurer un minimum de signatures et de chiffre d'affaire. Être en avance sur les objectifs était très bien, mais bon, il fallait tout de même justifier son salaire fixe. Les commissions sont générées par les signatures de contrats et le salaire fixe exige un minimum de rendez-vous par jour. Si l'objectif annuel est atteint en juillet, il faut tout de même travailler jusqu'à décembre. Je décidai alors de falsifier mon nombre de rendez-vous par peur d'un licenciement. Cette entorse à mes principes était aussi désagréable que nécessaire. Et d'ailleurs j'espère que mon futur employeur ne lira pas les lignes précédentes...

59

Au bout de 9 semaines de ce numéro de funambulisme, ma voix ressuscita enfin. C'était déjà un énorme soulagement. Mon travail de commercial était bâclé depuis 3 mois, j'étais arrivé à la limite de l'acceptable vis-à-vis de ma direction. Malgré cette longue et stérile période professionnelle, je conservais quelques mois d'avance sur mes objectifs annuels. C'était miraculeux au vu de la situation. Par bonheur, j'avais réalisé de gros contrats en ce début d'année 2011. Mes chiffres avaient explosé et cette avance conséquente me permettait de passer ces mois d'inaptitude vocale dans une relative tranquillité sans que Franck, mon directeur commercial, me contraigne à l'arrêt maladie.

Retour attendu de ma voix
Juin 2011

Ma voix est revenue partiellement huit semaines après la première injection. Je parlais enfin, certes faiblement, mais c'était déjà formidable, au vu des deux derniers mois.

C'était l'été désormais. Durant 3 semaines ma voix s'est stabilisée, les spasmes avaient totalement disparu. Pendant cette courte période, je rentabilisai ma capacité vocale en travaillant très dur, je devais absolument optimiser mon temps d'aptitude vocal. Une fois de plus, la chance me sourit : je signai plusieurs contrats, dont l'un avec une très grande société française, ce qui conforta largement mon avance sur mes objectifs commerciaux. Le plus étonnant était que je devins par la même occasion le premier commercial de France dans ma catégorie au sein de ma société. C'était inespéré et tellement paradoxal compte tenu de mon état de santé. Je réfléchissais de manière pragmatique que je gagnais de nouveau du temps précieux par rapport à un éventuel licenciement.

Malheureusement après ces 3 semaines de répit, les contractions sont réapparues progressivement, surtout en début de phrases durant les fins de matinée et les fins d'après-midi. L'effet du botox s'estompait déjà. J'ai tout de suite pris rendez-vous pour une nouvelle injection de toxine botulique...

Un grand laboratoire expérimental
Juin et Juillet 2011

Depuis le début de ma DS, je cherchais des outils thérapeutiques, des moyens de me rééduquer. J'achetais des tas de livres concernant l'orthophonie, la respiration et beaucoup d'autres domaines plus ou moins reliés à la DS. Je tentais de travailler ma respiration et de comprendre le fonctionnement de mon appareil phonatoire. Mais durant cette période j'avançais dans le noir, sans trop savoir où j'allais.

Vocalement, je testais de nombreuses choses, comme parler en me bouchant le nez. J'avais remarqué que cela diminuait les spasmes. J'essayais de créer des sons avec une respiration profonde : j'avais noté qu'il se passait quelque chose d'intéressant au niveau de mes cordes vocales. Je tentais de créer différents sons en utilisant la pleine puissance de ma soufflerie, c'est-à-dire de mon ventre. Dans ces moments-là, certains sons nasaux constituaient l'une des clefs de ma guérison. Cependant je ne le savais pas encore, et du coup je n'insistais pas assez sur ces exercices. Mon champ de recherches était très vaste. J'expérimentais tout et n'importe quoi.

Un autre élément déterminant dans la guérison, mais je ne le savais pas non plus à cette époque, résidait dans le chant. Lorsque je chantais, les spasmes disparaissaient spontanément. C'est le cas pour beaucoup de malades de la dysphonie spasmodique. Aujourd'hui, je comprends pourquoi, mais à ce moment-là c'était loin d'être le cas.

Sans que je m'en rende compte, cette période de recherche d'outil thérapeutique fut le début de ma guérison car je commençais à mettre en place ma nouvelle voix. Évidemment mes progrès n'étaient pas visibles du tout, j'avais plutôt l'impression de stagner. Les spasmes étant de nouveau très gênants, je me hâtai de me faire injecter malgré le souvenir horrible de la dernière intervention...

Décidément je déteste ça
Septembre 2011

Ma deuxième injection a eu lieu le 9 septembre 2011, seize semaines après la première. Mon chirurgien ORL et moi-même avions décidé d'augmenter la dose de toxine botulique afin d'en prolonger les effets. Normalement, la toxine agit pendant 5 à 6 mois selon les cas mais pour ma part c'était plutôt 2 ou 3 mois maximum. De plus, l'effet de courte durée du botox n'était pas le seul problème. L'autre contrainte résidait dans les effets secondaires post-injection, à savoir une aphonie qui durait entre 5 et 8 semaines. L'augmentation de la dose de botox provoque un allongement de l'effet du produit, mais par contre, elle allonge également la durée d'aphonie post-injection. On gagne quelque part, on perd ailleurs.

Le Docteur K et moi-même décidâmes de tenter l'expérience. De toute façon la première injection étant un échec, il fallait essayer autre chose.

Cette deuxième injection a été presque aussi douloureuse que la première. J'ai toujours détesté les piqûres, même brèves, mêmes sur les bras : alors, je vous laisse deviner ma réticence à subir des injections dans ma gorge. Mon état de tension amplifiait ma perception de la douleur. D'ailleurs, je pense qu'elle était surtout psychologique car finalement elle était supportable.

Encore une galère post-injection
Septembre et Octobre 2011

Après cette deuxième intervention, je suis resté partiellement aphone pendant 8 semaines. Les quatre premières semaines ont été particulièrement compliquées, les effets secondaires étant très puissants. Quatre semaines pendant lesquelles mon travail fut mis de côté. Dans la mesure du possible, je communiquais par sms ou par mail, j'évitais mes collègues au maximum. Franck connaissait ma situation et heureusement il a été très patient. Durant ces quatre semaines d'inaptitude, je consacrais mes journées à mon travail expérimental sur la voix. Je me documentais sur des disciplines passionnantes et surtout très précieuses pour moi (psychologie, méditation, respiration, somatisation, sophrologie, etc..). Je passais mes journées enfermées chez moi à m'informer. Les deux seules raisons pour lesquelles je sortais étaient les quelques rendez-vous professionnels que j'estimais essentiels et mes séances de fitness dans une salle de sport où je me rendais chaque jour. Mon besoin de me dépenser était immense, notamment dans cette période d'isolement et de solitude. Il était vital pour moi de me défouler.

A cette époque, j'ignorais l'effet pervers de la musculation pour les GDS. Certains exercices alimentent certaines tensions, notamment dans le cou, les épaules et le diaphragme. Chaque jour, dans une inconscience totale, je soulevais des charges et faisais des séries d'abdominaux. D'un côté ces séances me faisaient le plus grand bien car je me défoulais. Je sortais toujours de la salle de sport avec une sensation de bien-être et de détente. Mais d'un autre coté j'alimentais ma DS à travers la musculation. Aujourd'hui je le sais, **il faut arrêter ce type d'efforts durant la période de rééducation.**

Au bout de 4 semaines, je pouvais parler en début de matinée avec une voix audible à condition d'être dans un cadre calme. En milieu de matinée ma voix s'épuisait, elle devenait rauque et très faible. La fatigue vocale arrivait très rapidement ; la toxine botulique en était partiellement responsable : Les spasmes avaient disparu grâce au botox, cependant mon temps de parole quotidien était très limité. Le botox rendait ma voix très fragile et m'entretenait dans un dysfonctionnement vocal. La mauvaise coordination entre ma respiration et ma voix amplifiait la fatigue de mes cordes vocales. Évidemment, je n'avais pas encore conscience de cela.

3 semaines pour vivre et travailler
Novembre 2011

Après 8 semaines d'aphonie et d'isolement, il y eut 3 semaines de voix opérationnelle. Quel bonheur ce fut pour moi de sortir de nouveau et de revoir du monde ! Je n'étais plus obligé d'économiser ma voix et de sélectionner les situations prioritaires. Ma voix tenait toute la journée. Dans cette période de normalité vocale, ma motivation concernant ma rééducation diminua fortement car j'oubliai rapidement le caractère temporaire du traitement. Je relâchai les efforts thérapeutiques mais je travaillais 60 heures pour compenser le ralentissement du travail durant les périodes d'aphonie.

Encore une fois, j'optimisais mon potentiel vocal en travaillant comme un forcené et en signant de nombreux contrats. Des opportunités commerciales tombaient encore du ciel au bon moment et je les saisissais toutes avec une grande joie et un grand étonnement. La vie était si généreuse avec moi, durant ces périodes où ma voix pouvait recevoir ces cadeaux. Ces 3 semaines de travail heureux m'ont permis de dépasser très largement mon objectif annuel. De plus, je restais premier commercial de France courant novembre, ce qui était imprévisible au vu de mon handicap. Ces bons résultats me soulageaient d'un poids énorme, ils repoussaient une possible discussion avec Franck sur un éventuel arrêt ou licenciement. Je continuais à gagner du temps et ma situation professionnelle m'offrait un cadre parfait pour travailler ma voix durant les périodes difficiles. Je pouvais consacrer énormément de temps à la recherche d'outils thérapeutiques dans un cadre serein.

Expérimentation de différentes disciplines

Onze semaines après la dernière injection je repris le travail thérapeutique. Ma capacité vocale avait été très convenable durant les trois dernières semaines mais les spasmes étaient progressivement revenus. Motivé par ce retour de contractions des muscles laryngés, je repris mes recherches sur un éventuel moyen de me rééduquer. Mes réflexions et mes expérimentations n'avaient pas avancé depuis le retour de ma voix. Durant mes 3 dernières semaines de liberté vocale j'avais presque oublié ma DS. Le confort temporaire du botox m'avait endormi dans ma quête. Motivé de nouveau par les spasmes, j'explorai toutes sortes de pistes afin de guérir.

Tout d'abord je supposai un caractère psychologique à la DS, comme ce peut être le cas pour bien d'autres symptômes. Je consultai une première psychologue trouvée au hasard dans les pages jaunes. Elle souffrait de la maladie de Parkinson et ce fut très perturbant pour moi car certains de ses symptômes, notamment des tremblements, me renvoyaient à propre maladie.
J'ai été incapable de me relâcher, de m'abandonner à elle. J'ai arrêté après une séance car j'étais mal à l'aise.

Par la suite, mon orthophoniste m'a donné le contact d'un psychologue avec qui j'ai suivi une vingtaine de séances. Malheureusement il n'a pas pu m'aider, ni pour la DS ni pour mon évolution personnelle. Là non plus, le feeling n'est jamais passé.
Il était d'une rigidité déconcertante, absolument pas chaleureux. Malgré

tout, j'ai insisté car je n'avais pas le choix, c'était le deuxième psychologue que j'essayais. Il a tenté de m'hypnotiser mais cela n'a pas fonctionné. Je restais totalement conscient pendant qu'il claquait des doigts en tournant autour de ma chaise, tel un envoûteur. Il me parlait avec une voix bizarre afin de m'hypnotiser et j'ai dû plusieurs fois me retenir de rire. Par moment je me demandais vraiment ce que je faisais là. Toutes ces séances m'ont coûté 1500€ puisque chaque rendez-vous était facturé 75€. Néanmoins je ne regrette rien car je devais explorer cette piste.

Les autres axes de recherches ont été variés et souvent inutiles. Je suis allé voir une magnétiseuse. Cela m'a coûté 70 euros et une heure de mon temps. Elle a commencé par me demander si ma mère était bien morte, ce qui était totalement faux puisque ma mère est en pleine forme au moment même où j'écris ces lignes. Elle m'a également averti sur ma prétendue mauvaise alimentation. Ce qui était complètement incohérent puisque j'ai toujours mis un point d'honneur à mon hygiène de vie et à mon équilibre alimentaire. Bref, je n'y suis jamais retourné.

J'ai également contacté un prêtre qui était plein de bonne volonté. Je n'ai pas insisté sur cette voie non plus malgré l'incroyable dévouement de cette personne qui voulait m'aider avec ses propres méthodes...

J'ai aussi tenté la micro-kinésithérapie. Cela ne m'a pas apporté la solution, néanmoins j'ai découvert une science fascinante. Je n'ai fait que deux séances car j'ai compris rapidement que cela ne me guérirait pas.

Ensuite, j'ai consulté plusieurs ostéopathes et l'un d'entre eux m'a confirmé mes tensions au cou et aux épaules. Il a participé au repositionnement de ma tête afin d'améliorer ma posture. Il m'a donné des exercices à faire quotidiennement afin d'étirer l'arrière de mon cou. Et le repositionnement de ma tête se révélera en effet comme un vecteur essentiel dans ma rééducation.

Hormis l'ostéopathie, je ne trouvai aucune aide dans toutes ces disciplines. Certaines choses m'ont peut-être aidé sans que je le sache, mais j'en doute. Néanmoins il me fallait les explorer, je n'avais rien à perdre.

Les premiers progrès vocaux

Dans le même temps, je continuais d'expérimenter des sons, j'essayais de tester différentes voix, différents moyens de faire des bruits avec la résonance nasale.

Je travaillais ma respiration et ma voix à travers toutes sortes d'exercices que j'inventais plus ou moins. Je tentais d'identifier les exercices utiles et ceux qui m'étaient inutiles. Mes champs de recherches restaient vastes et plutôt laborieux, mais je commençais à sentir certaines choses, je continuais à prendre conscience de la toxicité de ma voix de gorge. Je ressentais de plus en plus l'utilité de diriger vers le haut l'imaginaire de la voix. La mauvaise voix, celle qui est spasmée, celle qui génère la DS, entretient l'imaginaire de la parole au niveau de la gorge. A contrario, la voix qui libère de la DS réside au niveau de la tête.

Je commençais progressivement à comprendre ces notions qui seraient tellement déterminantes par la suite. Sur certaines choses j'étais sur le bon chemin et sur d'autres je faisais fausse route. Peu importe si j'ai perdu du temps à des exercices inutiles, je devais passer par là pour sélectionner mes outils thérapeutiques, pour trouver les bonnes méthodes de travail.

Encore un retour rapide des spasmes

Onze semaines après ma deuxième injection, les spasmes étaient revenus, comme je l'ai écrit plus haut, de manière progressive. Je pensais déjà à la programmation d'une prochaine injection. Je décidai tout de même

67

d'attendre avant de prendre rendez-vous car je sentais des progrès vocaux. Et puis je commençais à comprendre l'effet négatif du botox sur ma rééducation : certains exercices vocaux étaient rendus impossibles par l'action de la toxine botulique. En effet l'exercice incontournable du « hmmm 1 hmmmm 2 etc.. » exige un minimum de souplesse musculaire au niveau du larynx. Or, la rigidité musculaire que provoque la toxine empêche de trouver sa vraie voix, celle qui n'est pas spasmée. Mes progrès étaient encourageants, certes, mais la route était encore longue. Après quelques jours de combat avec la DS, je décidai finalement d'appeler le Docteur K pour une troisième injection qui fut programmée pour le 2 décembre 2011.

Une 3ème injection moins pénible
Décembre 2011

Heureusement pour moi, je m'habituais aux injections. Cette troisième fois fut moins pénible que les précédentes. Les deux piqûres s'effectuèrent assez rapidement car je réussissais enfin à me relâcher dès le début de l'intervention. Mon « bourreau » et son assistant identifièrent rapidement l'endroit à injecter et en deux minutes l'affaire était bouclée. Finalement la douleur était surtout psychologique ; la peur de la seringue avait rendu mes deux premières injections douloureuses mais ce jour-là, j'étais arrivé à la clinique sans stress, plus serein.

Des effets secondaires encore contraignants

Comme à chaque fois, les spasmes disparurent au bout de quelques jours, mais comme à chaque fois également, le botox provoqua une longue période d'aphonie. Durant 6 ou 7 semaines, ma voix était parfois convenable très tôt le matin, et puis au bout d'une ou deux heures d'utilisation, elle devenait basse, rauque, inaudible. A cette époque, je ne percevais pas bien le cercle vicieux du forçage vocal dans lequel je m'enfonçais depuis des mois. Ces mauvaises habitudes phonatoires entretenaient mon dysfonctionnement vocal et alimentaient sournoisement ma maladie. Je forçais ma voix à mesure que je la perdais. Les journées étaient courtes car au bout de quelques heures j'étais aphone. Au bout de 6 semaines après l'intervention, ma voix redevint plus stable, moins vulnérable dans la durée. Je recommençais à en profiter, à travailler et à vivre.

Retour de ma voix
Janvier 2012

Au bout de 6 semaines, ma voix est donc revenue ; le botox supprimait les spasmes et les effets secondaires disparaissaient enfin. Pendant environ 3 semaines, je pus m'exprimer durant toute une journée, sans spasme et sans fatigue vocale. Comme à chaque fois, c'était un grand soulagement temporaire. Je ne pouvais pas crier ni parler très fort, mais peu importe, je pouvais réaliser mon travail et recréer du lien social.

En ce début d'année 2012, j'avais un nouveau directeur commercial des ventes et j'espérais qu'il serait aussi souple et compréhensif que son prédécesseur. Mon injection avait eu lieu le 2 décembre et depuis mi-janvier, ma voix retrouvait sa vibration et son timbre. Comme à chaque fois, je profitais de cette période pour signer des contrats et prendre de l'avance pour l'année 2012. J'anticipais les futures périodes d'aphonie pour augmenter le chiffre d'affaires le plus possible. Il me fallait absolument rassurer Frantz, mon nouveau directeur des ventes, afin qu'il tolère mon « handicap » et qu'il me laisse tranquille lors de mes futures périodes d'aphonie. Une fois de plus, le ciel m'offrit des opportunités que j'accueillis pleinement. Je signai encore de très beaux contrats qui me donnèrent trois mois d'avance sur mes objectifs, ce qui permettait d'envisager mon avenir proche avec sérénité.

Durant ces 3 semaines de bonne qualité vocale, non seulement j'eus la chance de bien travailler, mais j'en profitai également pour sortir et voir du monde. Je pouvais aller au restaurant, dans des bars, discuter avec des gens dans des endroits plus ou moins bruyants, je pouvais vivre normalement.

Comme à chaque période où ma voix revenait, j'avais tendance à oublier la DS. L'absence de contractions générait une sorte d'amnésie quant à mon véritable état de santé. Du coup, je relâchais mon travail thérapeutique. Ma motivation pour guérir chutait terriblement, puisque finalement tout allait bien...

Rééducation impossible à cause de la toxine

Malgré l'aide évidente sur le court terme qu'apporte le botox dans la majorité des cas, il subsiste un gros inconvénient par rapport à la rééducation. Comme je l'ai déjà dit, l'effet du botox entretient cette mauvaise coordination entre la respiration et la voix. Durant ces périodes où ma voix était opérationnelle grâce à la toxine, je ne progressais pas : la rigidité des muscles des cordes vocales m'empêchait d'effectuer mes exercices vocaux. Mon incapacité au travail vocal, auquel se rajoutait le manque de motivation dû au retour de ma voix, me faisaient stagner, voire régresser durant les périodes post-injection.

Encore un échec du traitement
Février 2012

Comme à chaque fois, au bout d'environ 3 semaines, les spasmes réapparurent progressivement.

Je les sentais surtout le soir, avant le dîner notamment. Et puis, les jours passant, les spasmes arrivaient de plus en plus tôt dans la journée. Parler au téléphone devenait un moment d'humiliation : alors, j'évitais autant que possible de décrocher ou d'appeler. Le matin restait un moment privilégié où je concentrais mon activité orale.

Au bout de quelques semaines, il ne me restait que les premiers instants de la journée pour faire mon travail honorablement ; les spasmes redevenaient d'immenses entraves à mon métier et à ma vie sociale.

Une fois de plus, je constatai les limites de ce traitement, du moins me concernant. J'étais très déçu de ce nouveau ratage. L'espoir d'une vie normale grâce aux injections de toxine botulique s'estompait à mesure des échecs qui indéniablement se répétaient. Évidemment, je n'imaginais pas une seule seconde continuer à faire mon travail dans ces conditions, je devais être réaliste. Depuis le début de ma DS j'avais eu beaucoup de chance car je signais de gros contrats au bon moment, lorsque ma voix était audible.   Mais cette chance inouïe ne pouvait pas durer éternellement ; tôt ou tard la réalité de ma DS me rattraperait. Je regardais les choses en face. Ma carrière professionnelle devait être redessinée avec un nouveau cahier des charges très contraignant puisque mon handicap me fermait beaucoup de portes. Mon pragmatisme et ma peur de l'avenir me poussaient vers de multiples réflexions. Je devais anticiper et me réorienter.

Préparer l'avenir avec la DS

Poussé par l'échec de la dernière injection, je commençai à mettre sur papier des noms de métiers adaptés à mon état.
L'équation était complexe car ces métiers devaient s'adapter à un cycle vocal fait de plusieurs phases : incapacité vocale totale durant des périodes post-injection, puis une période avec une capacité vocale très tôt le matin, suivie d'une phase de 3 semaines avec une voix normale, puis une phase de retour progressif des spasmes très handicapante sauf le matin, et puis de nouveau une injection suivie des mêmes phases.
Cette boucle sans fin était, non pas un caillou, mais un rocher dans ma

chaussure. Le Docteur K avait confirmé le caractère incurable de la DS. Malgré mes progrès je devais prévoir ce scénario du pire, celui des injections ad vitam æternam.

Au vu de tels éléments, deux types de métiers émergeaient naturellement. Tout d'abord un travail manuel comme celui de plombier, jardinier ou menuisier. Malheureusement j'ai toujours été un très mauvais bricoleur. Sans doute parce que je déteste ça. J'ai donc rapidement écarté cette éventualité.

Une autre idée fut très vite effacée également. Un poste administratif dans un bureau. Je ne supporte pas d'être assis toute la journée à faire ce type de tâches. J'ai besoin d'être autonome dans mon travail. Et le contact avec les gens me plaît énormément.

Les métiers manuels ou de bureau ne correspondaient pas du tout à mes attentes, je devais trouver autre chose afin d'éviter de faire un métier à contrecœur. Après de multiples réflexions, une idée émergea enfin. Elle devint très vite une évidence tant cette solution était la seule à me satisfaire. Elle réunissait tous mes critères. Dans ce nouveau métier, je pourrais adapter mon travail en fonction des mon agenda médical, je serais totalement autonome, personne ne pourrait me mettre en arrêt ni me licencier pour incapacité, et je conserverais le plaisir du challenge. Je conclus que je devais être mon propre patron.

Quatrième injection
Mars 2012

En attendant de devenir mon propre patron je devais conserver mon emploi le plus longtemps possible ; les spasmes revenant en force, j'avais demandé une injection au plus vite.

Le Docteur K m'injecta pour la quatrième fois de la toxine botulique le 9 Mars 2012. L'intervention fut aussi rapide que la troisième car désormais la seringue du Docteur K ne me faisait plus peur. En une minute, l'intervention était terminée.

Comme à chaque fois, j'ai été plus ou moins aphone durant 6 semaines. Ma voix étant extrêmement fragile durant cette période, j'enfilai de nouveau mon costume de funambule. Frantz, mon directeur commercial, connaissait partiellement mon état, et tout comme Franck, mon ancien directeur, il me laissait gérer mon travail comme bon me semblait. J'étais très heureux d'être tombé sur des chefs intelligents et humains pendant cette période délicate. Évidemment, mes excellents résultats participaient largement à les rassurer.

Comme d'habitude
Avril 2012

Ma voix, revenue six semaines après l'injection, resta stable environ 3 semaines, comme à chaque fois. Et puis progressivement les contractions laryngées réapparurent en fin de journée, et puis à mesure que les jours passaient les spasmes commençaient en fin de matinée, et enfin tôt le matin. La conclusion ne changeait pas : les injections de toxine botulique ne constituaient pas une solution sur le long terme. Fort de ce constat, je retrouvai ma motivation : je devais absolument trouver une autre solution.

L'aide de la sophrologie

Durant cette même période, je travaillais assidûment ma respiration avec l'aide d'une professionnelle. Au début de ma maladie, j'avais commencé la sophrologie tout seul avec des livres. Cependant je souhaitais approfondir mes connaissances et mes techniques avec une sophrologue. Pour débuter, les livres sont très utiles, mais les progrès sont limités.

Normalement les séances devaient durer une heure, mais c'était plutôt une heure et demie car Caroline, ma sophrologue, ne comptait jamais son temps. Quelle incroyable chance de l'avoir rencontrée ! Les pages jaunes constituent une sorte de loterie, on ne sait jamais sur qui on va tomber. J'ai vite senti qu'elle était sérieuse et très compétente. Elle m'a énormément apporté d'un point de vue technique, mais aussi sur le plan moral car elle m'a soutenu et a cru en ma guérison. Dès la première séance, elle m'a encouragé à croire au caractère symptomatique de la DS et à sa curabilité.

A la deuxième séance, elle était bien informée sur la DS car elle avait fait des recherches sur le sujet. Elle avait établi un programme adapté à mon état. Nous commencions les séances par de la relaxation à travers des exercices qui combinaient de la respiration et du mouvement corporel. Ces exercices sont très simples à faire ; aujourd'hui encore je les réalise dès que je souhaite lâcher prise ou me relaxer. Elle faisait ensuite de la sophronisation. Allongé sur un divan, j'écoutais Caroline qui parlait avec une voix très douce. A chaque fois je partais dans un autre monde, je frôlais le sommeil sans vraiment m'endormir. En fait, je me situais entre l'éveil et le sommeil, c'est une phase très utile pour reprogrammer le cerveau et le corps. Évidemment, il faut avoir confiance en sa sophrologue et être sûr de sa bienveillance et de ses compétences car on s'abandonne complètement.

En complément des séances réalisées avec Caroline, je pratiquais quotidiennement la sophrologie. Chez moi, en voiture, dans une file d'attente, toutes ces occasions devenaient un moment pour harmoniser mon corps et mon esprit au moyen de la respiration. Sans trop le savoir, j'effectuai un travail essentiel dans le processus de guérison.

Évidemment, il est très difficile de mesurer avec précision les bénéfices de la sophrologie, mais je ressentais du bien-être et surtout une reconnexion avec moi-même au fur et à mesure des exercices réalisés avec ou sans Caroline.

Comme la majorité des GDS, j'étais coupé d'une partie de moi-même. Les spasmes, qui sont une expression de ce dysfonctionnement émotionnel, se nourrissaient de ce déséquilibre. Je sentais un travail en profondeur se réaliser de manière très progressive. Les effets positifs apparaissent sur le long terme, contrairement aux médicaments classiques. Cette discipline demande de la patience et de l'assiduité.

En plus de cet effet psychologique très enrichissant, la sophrologie a largement participé au développement de ma respiration ventrale qui fut un puissant moteur dans la création de ma nouvelle voix. Certains exercices vocaux étaient plus fluides lorsque mon diaphragme se détendait et que ma respiration se coordonnait avec la parole. Pendant cette période, je ne mesurai pas à quel point ce travail était essentiel dans le processus de guérison. Malgré tout, je travaillais cela au quotidien.

Une mauvaise piste de travail
Juin et Juillet 2012

Cette quatrième injection n'était toujours pas satisfaisante pour moi. Par conséquent, ma motivation s'accroissait de nouveau : je voulais à tout prix m'en sortir naturellement. Quatre mois après cette quatrième intervention, les spasmes étaient revenus me compliquer sérieusement la vie.

Cependant j'observais certains signes encourageants : quelques progrès vocaux étaient plus ou moins audibles, ma respiration progressait et je gérais davantage ma voix lorsque les spasmes restaient légers. Je passais mes journées à travailler ma voix, je faisais de très nombreux exercices. Certains étaient tellement ridicules et bruyants que j'évitais de les faire chez moi par peur d'effrayer les voisins. La voiture constituait un lieu de travail idéal car personne ne pouvait m'entendre. Je ne lâchais aucune piste, toute mon énergie était dédiée aux thérapies diverses, au travail sur ma voix. Parmi tous ces exercices certains se révéleraient très productifs, particulièrement ceux qui intègrent les voix du nez, par exemple parler comme un canard avec la soufflerie du ventre. Sans m'en rendre compte, je faisais exactement ce qu'il fallait, je commençais petit à petit à installer ma voix au niveau du nez, à diminuer la voix de gorge. Les progrès restaient limités mais cela me poussait et m'encourageait à continuer mes efforts et mes expérimentations.

Parmi les exercices que je testais, je remarquai une diminution des spasmes lorsque j'utilisais les aigus. Je décidai d'insister particulièrement sur cet axe de travail car j'avais l'impression de tenir une piste intéressante. Le gros problème était que cette voix de petite fille ne se mariait pas du tout avec mon physique...

Je suis parti une semaine en vacances fin juillet avec des amis dans le Sud de la France et j'ai tenté l'expérience jusqu'au bout.
J'utilisais presque toute la journée une voix qui détonait avec mon physique et qui faisait bien rire mes amis. Tenace de nature, je persistais malgré un léger sentiment de honte. Et en même temps, j'arrivais à en rire, ce qui rendait l'expérience moins humiliante. A cette époque je ne mesurais pas que les aigus étaient mauvais pour ma rééducation car ils généraient une voix de gorge. De toute façon, au retour des vacances, je stoppai l'expérience car la voix de fillette ne me plaisait pas du tout. Je ne pouvais pas imaginer ma vie personnelle et professionnelle de cette façon. Ma crédibilité dans mon travail de commercial serait largement ébranlée ou même totalement détruite. Et puis, célibataire à cette époque, je n'imaginais pas pouvoir rencontrer une femme qui soit séduite par un homme avec une voix de fillette. Je laissai donc tomber cette piste pour me concentrer sur d'autres axes de travail sonore sur lesquels je sentais qu'il existait des choses à approfondir.

Malgré des débuts encourageants, je décidai quand même d'appeler le Docteur K pour une injection. C'était fin juillet et malheureusement il venait juste de partir en vacances. La secrétaire me proposa de rappeler à la rentrée puisque les prochaines interventions avaient lieu le 7 septembre. Je me sentais piégé et même trahi par mon docteur qui partait 5 semaines en vacances en laissant ses patients livrés à eux même. J'étais très en colère. Je voulais absolument mon injection durant l'été avec une très faible dose de botox pour éviter les effets secondaires et ainsi être opérationnel au travail dès le mois de septembre. Une autre raison me motivait dans ce sens : je souhaitais profiter d'un événement unique qui avait lieu début août...

Jeux Olympiques de Londres
Août 2012

Durant cet été 2012, je suis allé à Londres pour « supporter » ma sœur qui participait aux JO avec l'équipe de France de basket féminin. Elle avait participé aux Jeux Olympiques de Sydney et je n'avais pas pu aller la voir à cause de la distance. Cette fois-ci je ne voulais pas rater cet événement exceptionnel à cause de ma voix. En général, je profitais de mes vacances pour avancer dans ma rééducation et j'évitais de partir dans des endroits bruyants.

Pour l'occasion, je fis une petite entorse à ma règle car les salles de basket sont des lieux extrêmement bruyants, où l'on force sur sa voix. Ma mère m'accompagnait dans ce voyage et elle fut ma voix dans de nombreuses situations. Dès que le cadre était bruyant ou que ma voix était fatiguée, elle se chargeait de la communication. Elle fut aussi un excellent partenaire de travail vocal puisque durant ces deux semaines à Londres, je m'exerçais en lui parlant. Ma voix était parfois ridicule car certains exercices me demandaient un débit de parole très lent avec une articulation très approximative. Heureusement j'étais très à l'aise avec ma mère, je n'avais absolument pas honte de faire mes exercices en sa compagnie. Du coup, elle a été pendant ce séjour, mais aussi durant toute la période avec DS, mon plus grand soutien.

Pendant ces deux semaines à Londres, je sentais les progrès acquis durant les derniers mois. La toxine botulique était peu active désormais puisque la dernière injection datait du 9 mars. De ce fait, mes muscles du larynx restant souples, la rééducation pouvait se dérouler dans des conditions optimales et mon travail vocal devenait réellement efficace. Mon timbre de voix était suffisant pour discuter avec ma mère mais encore trop juste dans de nombreuses situations.

Certains moments, qui auraient pu être géniaux, ont été gâchés par les spasmes. Tous les soirs nous avions accès au Club France, un lieu très bruyant où tous les médaillés français venaient fêter leurs médailles. Malheureusement ma voix et le bruit m'empêchaient de leur parler, je me trouvais réduit à les regarder. C'était déjà extraordinaire de voir de près de grands champions comme Teddy Riner, Alain Karabatic ou Alain Bernard, mais évidemment je brûlais d'envie de leur adresser quelques mots. Malheureusement, le niveau sonore des lieux était trop élevé, de plus c'était toujours en fin de journée quand ma voix était au plus mal.

Ma sœur a obtenu la médaille d'argent le 11 août 2012 avec son équipe de basket et ce fut la même chose durant la soirée au Club France. Elle me présenta un panel de sportifs que je regardais avec de grands yeux mais à qui je ne pouvais pas parler. Je me souviens de Marie-José Pérec qui était assise à côté de moi et à qui je mourais d'envie de dire à quel point j'avais vibré lors de ses courses légendaires lorsque j'étais enfant. En tant que passionné de sport, ma frustration était énorme mais malgré tout je fêtai dignement la médaille de ma sœur et d'ailleurs, au bout de quelques coupes de champagne les spasmes diminuèrent...

Un ORL à tout prix !

Durant ce séjour à Londres, je pensais à ma future injection. Il était hors de question d'attendre le retour du Docteur K. Je devais être opérationnel dès septembre pour mon travail.

J'ai donc acheté plusieurs cartes téléphoniques car à cette époque-là je n'avais pas le forfait international. J'ai appelé les CHU d'une dizaine de villes en France afin de trouver un remplaçant au Docteur K. Malheureusement, la grande majorité des établissements médicaux ne propose pas ce type d'intervention. J'ai quand même fini par trouver un chirurgien dans une clinique privée à Marseille qui accepta de me prendre dès mon retour en France pour une injection de botox. C'était un peu loin de chez moi car j'habitais à Paris à cette époque. Mais peu m'importait, j'étais tellement soulagé. Je serais opérationnel à la rentrée...

J'avais bien compris que le Docteur M n'était pas spécialisé dans la dysphonie spasmodique mais lors de notre échange au téléphone il semblait confiant dans sa capacité à réaliser cette intervention. Après tout, il s'agissait de deux petites piqûres dans la gorge... Eh bien ce n'est pas si simple. Ce type d'intervention nécessite la présence de deux médecins, l'un qui injecte le botox et l'autre qui le guide à travers les informations observées grâce à l'électromyogramme. Le jour de l'intervention, le Docteur M était seul, il n'y avait ni assistant, ni électromyogramme. Je n'étais pas inquiet car je n'avais pas encore compris l'importance de cet appareil, je pensais qu'il suffisait d'injecter du botox dans les muscles des cordes vocales.

Je lui demandai une injection faiblement dosée en botox afin de réduire la période d'aphonie. Mes progrès vocaux me rendaient confiant et je supposais qu'une dose réduite de toxine botulique pourrait suffire.
Le Docteur M faisait des injections de botox régulièrement mais pas pour la dysphonie spasmodique. Ses interventions chirurgicales ciblaient plutôt des femmes soucieuses de leur aparence. L'atmosphère feutrée et cosy, ainsi que ce jeune chirurgien d'environ 35 ans, me faisaient penser à la série Nip Tuck.

Je suppose avoir été son premier cas de dysphonie spasmodique et j'espère son dernier. Sans l'électromyogramme, évidemment l'injection fut très brève. Il piqua au hasard de chaque côté de ma gorge, sans hésiter une seule seconde. Cette intervention a battu tous les records de rapidité, un grand bravo à lui ! Mais évidemment, au bout de quelques jours, je n'étais toujours pas aphone. Soit la dose de botox était trop faible, soit quelque chose ne tournait pas rond. Je n'en savais rien.

Je rappelai quand même le Docteur M au bout de 10 jours car les spasmes ne diminuaient pas et je n'avais pas les effets secondaires habituels, ce qui me semblait étonnant. D'après lui, la quantité de toxine botulique était trop faible, c'était juste cela. Je l'ai cru car il semblait sûr de lui. Il accepta de me réinjecter quelques jours après. Je dois bien reconnaître qu'il était dévoué et très disponible, prêt à injecter à la demande sans discuter. Je suppose qu'il m'avait trouvé un créneau entre deux injections de botox sur des femmes voulant réduire leurs rides.

J'ai donc fait un autre aller-retour Paris-Marseille en voiture afin que ce docteur de série télé me pique au hasard dans la gorge et me prenne de nouveau 400€. Je ne me rendais pas encore compte à quel point ce docteur était inadapté à ma demande.

Évidemment, cette deuxième injection n'eut aucun effet non plus. Peu de temps après, le Docteur K revint de ses longues vacances d'été mais malheureusement il refusa de m'injecter au mois de septembre, puisque nous devions désormais attendre quelques semaines afin que le botox injecté à Marseille se dissipe. J'étais donc piégé et très ennuyé de rester encore des semaines dans un état spasmé.

Finalement une immense opportunité
Septembre 2012

Cette période pourtant difficile devait en réalité constituer un cap décisif dans la reconquête de ma voix. En effet, mes cordes vocales n'ayant pas reçu de toxine botulique, plusieurs semaines durant, j'eus ainsi l'opportunité de travailler ma voix efficacement. Au final, ces injections ratées furent une bénédiction inespérée.

Le Docteur K me proposa une injection au mois de novembre que j'acceptai car mes progrès vocaux n'étaient pas encore suffisants pour me passer des piqûres.

Cinquième injection avec le Docteur K
Novembre 2012

Grâce aux différents progrès réalisés les mois précédents, mes cordes vocales ne furent pas fatiguées et usées le jour de l'intervention. Les spasmes étaient bien présents mais je conservais une bonne qualité de son hors contraction. Ma posture et ma respiration se mettaient en place. Contrairement aux autres fois, je n'abîmais pas mes cordes vocales en raison de mauvais comportements phonatoires.

Le Docteur K m'injecta une dose de toxine botulique très faible car je souhaitais restreindre les effets secondaires. Par conséquent ma période d'aphonie fut raccourcie à 5 semaines au lieu de 8. Après cette période d'aphonie, ma voix est restée faible mais convenable pendant quelques semaines. Puis lorsque l'effet du botox commença à s'estomper, mes exercices vocaux me firent progresser de manière fulgurante notamment grâce à un nouvel élément dans ma thérapie: la détente musculaire.

Un facteur déterminant : les massages
Janvier 2013

En janvier 2013, j'ai débuté des séances de massages à raison de 2 par semaine avec Mathieu, un jeune kiné-ostéopathe tout juste sorti de son école. Par bonheur, ma rééducation connut une formidable avancée grâce à la détente musculaire obtenue par les massages du kiné. Je savais que certaines parties de mon corps devaient se détendre mais je ne réalisais pas l'importance de ce facteur dans ma future guérison.

En forçage vocal, on tend le cou et les épaules. Tout cela se fait de manière automatique et progressive dans l'espoir d'augmenter le son de la voix. Or, une telle attitude volontariste amplifie les tensions et alimente la DS. Les spasmes augmentent donc à mesure que l'on force sa voix. Pour l'éviter, il faut impérativement détendre le cou et les épaules, et ainsi repositionner la tête sur le cou afin de trouver et maintenir la voix non-spasmée. Après quelques semaines de travail avec ce kiné-ostéopathe, je progressais prodigieusement dans tous mes exercices vocaux. Ce nouvel élément optimisait l'ensemble de mon travail thérapeutique.

Durant ces séances de 30 minutes, Mathieu étirait mes épaules et massait mon cou. Dès notre première rencontre ma demande avait été très claire : il devait se concentrer exclusivement sur ces parties de mon corps. Les séances étaient douloureuses car il appuyait sur les tensions de mon cou et de mes épaules. C'était un mal pour un bien. Aux séances d'ostéopathie, j'ajoutais quotidiennement des exercices d'étirement. Mathieu m'avait appris à m'étirer tout seul. Les tensions étaient si fortes que deux séances hebdomadaires ne suffisaient pas, je devais m'étirer chaque jour.

Les semaines passant, la douleur diminuait à mesure que les tensions disparaissaient. Mes techniques vocales s'amélioraient nettement et de fait, je cessais de créer et d'entretenir des tensions au cou. Par bonheur, je sortais enfin du cercle vicieux du forçage vocal.

Durant cette même période, je travaillais ma voix chaque jour, du réveil au coucher. Je commençais le matin dans la douche, ensuite dans la voiture. Toute situation dans laquelle je me retrouvais seul se transformait en séance de travail. Je profitais de chaque opportunité pour travailler mes exercices vocaux. Je chantais, je « humais » : « hmmmmm ! », je nasillais avec le souffle du ventre, je me concentrais sur ma respiration, je méditais en repensant aux sons que je créais pendant les exercices pour les imprimer dans mon cerveau. Par chance, je bénéficiais d'un immense temps libre à cette époque. J'étais célibataire sans enfants, avec une très grande flexibilité d'horaires dans mon travail. Mon emploi du temps s'organisait autour de ma thérapie, ce qui fut un puissant atout dans ma guérison car ce combat exige une grande disponibilité.

De gros progrès mais pas encore assez.
Février 2013

Les spasmes sont revenus progressivement courant février. Néanmoins les contractions paraissaient moins intenses que d'habitude. Mes progrès pneumo-phonatoires permettaient des prises de parole sans contraction des épaules ni de certains muscles de la gorge.
Je parlais dans une forme de lâcher prise. L'imaginaire de la voix et la création du son s'installaient définitivement au niveau du nez. Le travail d'ostéopathie et d'étirements portait ses fruits. Le dysfonctionnement générant la DS disparaissait peu à peu, les spasmes s'estompaient de manière très progressive. Je devais garder le même volume de travail et ne rien lâcher, car les spasmes étaient certes moins forts, mais toujours présents. C'est pourquoi malgré des progrès encourageants, je décidai de rappeler le Docteur K afin de prendre un rendez-vous pour une nouvelle injection. J'avais dû m'y résoudre car les contractions étaient parfois très gênantes, notamment en fin de journée. Malgré tout, je demandai à mon chirurgien d'injecter une dose de botox encore plus faible que la dernière

fois, afin de limiter davantage les effets secondaires. Il accepta, mais m'avertit du risque d'échec, au vu de la petite quantité de botox. Certes, le temps d'aphonie post-injection diminuerait mécaniquement, mais le temps d'arrêt des spasmes serait aussi probablement réduit. On gagne quelque part mais on y perd ailleurs. La toxine s'éliminant déjà très vite dans mon corps avec les doses standard, les chances de réussite de cette injection expérimentale semblaient plutôt minces.

Une sixième injection avec très peu de botox
Mars 2013

Cette injection eut lieu au mois de mars ; c'était un vendredi matin comme à chaque fois. Je suppose que ce jour était choisi en prévision des effets secondaires : mieux être aphone le week-end que durant la semaine de travail.

Ce matin-là, ma voix était de bonne qualité grâce à mon auto-thérapie qui continuait à porter ses fruits. Le Docteur K en fut même très surpris. A l'écoute, ma voix lui paraissait peu spasmée, voire pas du tout. Je lui expliquai l'efficacité de ma rééducation multidisciplinaire. Il paraissait étonné mais un peu sceptique concernant mon travail vocal. Son manque de curiosité à propos de ma méthode qui faisait pourtant ses preuves jour après jour me surprenait. Le Docteur K préférait aller droit au but sans poser de questions sur mes découvertes. L'injection de toxine botulique constituait son unique champ de réflexion et de travail. Il vérifia comme toujours l'intensité de mes spasmes grâce à l'électromyogramme et effectivement rien ne changeait par aux autres fois. L'intensité de mes contractions restait dans la moyenne des autres patients. Malgré tout, je parlais mieux que les autres fois.

L'intervention fut très rapide, l'angoisse des premières injections était bien loin désormais. Je me sentais détendu avant et pendant les piqûres. Comme prévu le docteur injecta une toute petite dose de toxine botulique tout répétant sa mise en garde contre un éventuel échec. Ni lui ni moi ne savions encore que cette injection allait être la dernière...

La dernière ligne droite
Avril à septembre 2013

Les mois qui ont suivi cette injection minime de botox ont été très intenses au niveau de mon travail vocal. Je ne relâchais aucun effort. Mon ostéopathe participait grandement au processus de décontraction de mon cou à force de massages, d'étirements et toutes sortes de travail sur ces parties de mon corps. J'entretenais cette détente musculaire par des étirements quotidiens. Je continuais à progresser dans l'utilisation de la résonance nasale ; ma voix de gorge était remplacée par ma nouvelle voix. Ce qui était volontaire devenait automatique car mon cerveau reprogrammait définitivement ma voix. A force de travail, mon nouveau fonctionnement phonatoire se mettait en place. Je sentais ma respiration et ma voix se coordonner, je semblais guérir définitivement mais je n'avais aucune certitude.

Trois mois après l'injection, ma voix ne montrait toujours pas de spasme. En général ils réapparaissaient progressivement au bout d'une dizaine de semaines, mais pas cette fois-ci. C'était très inhabituel d'autant plus que la dose de toxine botulique avait été largement diminuée. En théorie, les spasmes auraient dû se percevoir plus vite que d'habitude. Je restais néanmoins trop prudent pour conclure à ma guérison : le retard des spasmes pouvait être dû à d'autres raisons, je me refusais à tout emballement.

Quatre mois après l'intervention, les spasmes ne réapparaissaient toujours pas. Malgré tout, je restais sur mes gardes, je refusais encore d'y croire. Je continuais à travailler sur ma nouvelle voix, à faire mes exercices quotidiennement. J'avais arrêté les séances d'ostéopathie depuis le début de l'été car mes tensions avaient largement diminué. L'arrière de mon cou s'était allongé de quelques millimètres et la posture de ma tête avait changé de façon à optimiser ma nouvelle voix. Je continuais à étirer mon cou quotidiennement, dès que j'en avais l'occasion.

Cinq mois après l'injection, toujours pas de spasmes. Je commençais à vraiment y croire car l'effet du botox était théoriquement terminé. Étais-je guéri ? Seul le Docteur K pouvait le confirmer de manière officielle.

Bye Bye la DS!
Septembre 2013

Six mois après l'intervention, je me décidai à prendre rendez-vous avec le docteur K afin de faire un point sur l'état de ma DS. Par bonheur, les contractions n'étaient toujours pas revenues. Évidemment je ne souhaitais qu'une seule chose, la confirmation médicale de ma guérison. Même si tous les indices convergeaient vers une conclusion heureuse, je restais vigilant car je ne voulais pas tomber de haut.

Lorsque je suis arrivé au cabinet du Docteur K, la secrétaire m'a convié à patienter dans la salle d'attente comme à chaque fois. Installé sur ma chaise, je mourais d'impatience de voir le Docteur K, de lui montrer que j'avais raison d'y croire, de lui prouver que la rééducation était possible, que la DS était totalement curable naturellement. Je voulais qu'il officialise ma guérison et qu'il change de regard sur la DS.

Après une attente qui me parut très longue, il arriva enfin. Je jubilais intérieurement de lui parler avec ma nouvelle voix. Mes premiers mots furent très fluides « Bonjour Docteur ». Je pense qu'il fut très surpris de m'entendre ainsi, avec une voix complètement normale même si la dernière injection remontait désormais à 6 mois. Nous sommes entrés dans son cabinet, nous nous sommes assis de part et d'autre de son bureau comme à chaque fois et nous avons commencé à discuter. J'ai tenté d'expliquer ma guérison et mon travail multidisciplinaire. Évidemment il fut très sceptique : il supposait que la DS subsistait malgré une éventuelle gestion des spasmes, qu'il y avait désormais une sorte de compensation temporaire de mon système phonatoire, une adaptation musculaire aux spasmes. Sur le moment il créa le doute en moi, je dois bien l'avouer. De toute façon il n'y avait qu'un moyen de vérifier la disparition des spasmes.

Il proposa alors l'examen que je déteste tant, à savoir l'endoscopie. Il n'y avait pas le choix, je devais le laisser me chatouiller les conduits nasaux une toute dernière fois. Je m'installai sur la chaise d'examen, il anesthésia ma narine et commença à introduire le câble dans mon nez pour l'enfoncer jusqu'aux cordes vocales. Une fois la petite caméra arrivée à destination, il observa mes cordes vocales lors de la parole. Je détestais tellement cet examen, davantage encore que les injections de toxine botulique ! A sa demande, je récitai les mois de l'année afin qu'il puisse observer les éventuels spasmes sur son écran. Il regarda attentivement et le constat fut sans appel : pas la moindre trace de spasmes, les contractions avaient totalement disparu.

Le Docteur K resta relativement froid malgré cette merveilleuse nouvelle. Je pouvais récupérer ma vie, garder mon travail, le soulagement était immense ! Depuis quelques semaines, je pressentais ce résultat de l'examen mais il était très important pour moi que le Docteur valide ma guérison. J'avais besoin de l'entendre de sa bouche, c'était chose faite désormais !

Une guérison gardée secrète ?

Durant cette dernière consultation je lui réexpliquai très brièvement les grandes lignes de ma thérapie mais il ne prenait aucune note, il ne semblait pas très curieux des méthodes qui m'avaient permis de vaincre la DS. Peut-être ne croyait-il pas à ma thérapie ou peut-être ne voulait-il pas reconnaître l'existence d'un traitement naturel et définitif. Je n'en sais rien. Quoi qu'il en soit, je lui déposai ma carte sur son bureau afin qu'il donne mes coordonnées à ses patients désireux d'avoir des conseils concernant une solution alternative aux injections. Pour ma part, durant la période avec la DS, j'aurais tout donné pour avoir le contact d'une personne rééduquée de la DS et désireuse de partager son expérience.

Au moment où j'écris ce livre, cinq années se sont écoulées depuis ce dernier rendez-vous avec le Docteur K et aucun GDS ne m'a contacté par son intermédiaire...

Arrêt de la thérapie
De septembre 2013 à décembre 2013

Après l'officialisation de la disparition des spasmes j'ai totalement cessé mon travail thérapeutique. J'arrêtai les exercices vocaux, les étirements quotidiens, la sophrologie...etc. J'étais sorti du cercle vicieux du dysfonctionnement de la parole, je sentais que la DS n'était plus du tout alimentée. Elle était définitivement morte de faim.

Cinq mois après ma guérison, je quittai mon travail de commercial car je n'avais pas abandonné mon projet entrepreneurial. La DS m'avait poussé dans ce sens et désormais, malgré ma guérison, j'adorais l'idée d'être mon propre patron et de pouvoir jouir d'une liberté au travail. Depuis l'été 2013, je préparais un projet de création d'entreprise que j'ai pu concrétiser.
En janvier 2014, je commençai une vie de gérant d'une petite entreprise et ce fut un immense plaisir dès le début.
J'en arrive presque à remercier la DS de m'avoir obligé à me réorienter vers cette voie qui me stimule tant.

L'année 2014 passa très vite car je consacrais tout mon temps à mon entreprise. Cependant une nouvelle idée germait en moi : depuis ma guérison, je ressentais une envie d'aider des GDS, de partager ce que j'avais appris pendant mes deux années de thérapie. J'avais même parfois le sentiment d'être égoïste quand je pensais aux GDS coincés dans les griffes de la DS. Je me sentais coupable de vivre ma vie confortablement sans transmettre mon expérience. Mon envie d'aider grandissait mais je ne savais pas encore comment m'y prendre.

Comment transmettre mon expérience ?
Décembre 2014

Quelques mois après la confirmation médicale de ma guérison, aucun GDS ne m'avait contacté. Je devais donc trouver un autre moyen de diffusion que celui de l'hôpital pour partager les informations.

L'idée du site internet m'est apparue comme une évidence car ce support me permettait d'expliquer mon histoire par écrit, mais également de diffuser des vidéos explicatives.

Les exercices étant très compliqués à comprendre par la seule lecture, la création de vidéos démonstratives devenait inéluctable. J'ai donc réalisé un site internet très modeste mais qui a le mérite de donner des informations précieuses, notamment à travers des vidéos. En décembre 2014 le site était mis en ligne, je commençais enfin à transmettre mon expérience et à donner de l'espoir à certains GDS.

Les efforts de la thérapie en valent la peine !

Bien sûr, la rééducation demande une grande implication et un gros travail sur le corps, sur la respiration, l'esprit et surtout sur la voix, mais que tous ces efforts en valent la peine ! Cette maladie isole les personnes, elle génère de la solitude car elle rend très difficile la vie sociable. Pendant mes 2 ans avec la maladie, je n'ai jamais été aussi seul. Je passais des week-ends entiers sans voir personne car parler m'épuisait et me faisait honte. Dans le cadre de mon travail, j'ai beaucoup de souvenirs honteux, douloureux, des souvenirs de rendez-vous avec des clients, en étant aphone ou avec la voix parasitée par des spasmes. Je me souviens de réunions commerciales catastrophiques, où je priais pour que mon directeur des ventes ne me donne pas la parole, et lorsque je devais la prendre, les spasmes me ridiculisaient, m'humiliaient. J'avais honte de l'image que je renvoyais. Quand un mot ne peut pas sortir de la bouche et que vos collègues vous regardent sans comprendre ce qui se passe, alors ce moment de gêne alimente d'autres spasmes et vous installe dans un cercle vicieux. Tous ces moments si pénibles ont pris fin, grâce à cette rééducation acharnée et chronophage.

Piqûres de rappel

De temps en temps, certains proches me rappellent cette période avec la DS. Lorsque je repense à tous ces moments difficiles, je souris car je suis heureux de m'en être sorti.

Si personne ne me rappelait cette période, si aucun élément dans ma vie ne venait raviver certains souvenirs, mon cerveau aurait tendance à oublier cette période, comme si la DS n'était qu'un mauvais rêve.

Aujourd'hui, je rencontre des GDS afin de les aider à réaliser leur thérapie et mes souvenirs réapparaissent en écoutant leurs témoignages qui me rappellent les immenses contraintes du quotidien ayant pesé durant mes deux années avec la DS.

Mon envie de proclamer que ce symptôme est curable est alors amplifiée à mesure de ces rencontres touchantes ; le désir de transmettre mes connaissances s'alimente de tous ces témoignages empreints de souffrance.

Ce livre participe à cet objectif en s'inscrivant dans un ensemble d'outils mis à votre disposition afin que vous aussi, vous puissiez guérir.

Chapitre 3
COMPRENDRE ET MODIFIER SES COMPORTEMENTS

Que ce soit durant la période où je souffrais de DS ou après ma guérison, tout au long de ces 6 années, j'ai lu, je me suis informé et j'ai réfléchi sur la psychologie des GDS. Je suis parvenu à la conclusion que la personnalité d'un GDS, son ressenti et son comportement nourrissent, au moins en partie, la maladie. Ce chapitre expose donc le fruit de ces réflexions. Je l'ai organisé en 2 parties : la première présente le profil psychologique d'un GDS - dans lequel vous pourrez certainement vous reconnaître - et comment ces comportements entretiennent la DS ; la deuxième vous propose des solutions comportementales afin de combattre la DS.

Mais au préalable, voici le corpus sur lequel je me suis appuyé :

Mon corpus
Mon introspection
Pour comprendre les facteurs psychologiques impliqués dans la DS, je fus ma première source d'informations. Effectivement, à travers un travail d'introspection et grâce à l'accompagnement d'un professionnel de grande qualité durant 3 années, j'ai découvert des mécanismes

psychologiques que je n'aurais probablement pas pu saisir sans ce travail long et parfois difficile sur moi-même. Et au fur et à mesure que je prenais conscience de ces facteurs favorisant la DS, je comprenais davantage les autres GDS. Un travail sur soi permet de développer son empathie car en se connectant à soi-même on se connecte davantage à l'autre. Ma première base de travail pour réaliser ce chapitre a donc été « moi-même ».

Des rencontres

J'entretiens des échanges par courriel avec des GDS et je rencontre certains d'entre eux pour les aider à se rééduquer. Au début de chaque rencontre, je prends un long moment pour discuter et noter les précieuses informations sur l'histoire et l'évolution de chacun. Que ce soit par écrit ou par oral, ils acceptent toujours de répondre à mes questions, souvent personnelles d'ailleurs, afin que je puisse m'appuyer sur leurs témoignages et que d'autres GDS profitent de nos échanges et de nos expériences.

Au fil de ces récits, il m'est apparu de plus en plus nettement que nos histoires comme nos personnalités offraient de telles similitudes que cela ne pouvait être fortuit. Les présenter dès les premiers chapitres devint alors une évidence.

Des témoignages sur Internet

En tapant le nom du symptôme en anglais « spasmodic dysphonia », le moteur de recherche propose un grand nombre de sites. Et si les définitions médicales se sont révélées quasiment les mêmes d'un site à l'autre, les témoignages de GDS me furent précieux. En effet, ayant la chance de parler anglais, j'ai pu engranger ces expériences de GDS américains, canadiens, australiens… et les mettre à profit, afin d'établir un profil psychologique plus abouti. Vous pouvez écouter quelques-uns de ces témoignages sur mon site, dans la rubrique « Des témoignages ».

Un questionnaire

Afin de valider ou d'invalider les conclusions que j'avais pu tirer, suite à l'écoute de divers témoignages, j'ai élaboré un questionnaire que j'ai ensuite adressé aux GDS rencontrés.

Malgré le caractère très intime des questions, des GDS ont bien voulu y répondre me permettant ainsi de confirmer certains traits mais également de découvrir d'autres aspects que je n'avais pu percevoir lors de nos entretiens.

Des ouvrages psychologiques

Jusqu'à l'arrivée de la DS, je n'avais que de vagues notions sur la psychologie. Mais comme beaucoup de GDS je devinais instinctivement le rôle du psychologique aux racines de mon symptôme. Je cherchais donc une explication dans des ouvrages de psychologie. A cet effet, je lu notamment « Imparfait, libre et heureux » de Christophe André et « Dis-moi où tu as mal et je te dirai pourquoi » de Michel Odoul et « Le pouvoir de l'optimisme » de Alan Loy McGinnis. Si je n'y ai pas trouvé de réponse directe à ma problématique, cependant j'ai appris certains rouages de la psychologie humaine qui m'ont permis de mieux comprendre ma DS par la suite.

Partie 1 : Le profil psychologique des GDS

Dans certains cas, la DS est apparue à la suite d'un choc psychologique tel qu'une agression physique ou verbale, un échec public, un événement tragique... La dimension psychologique est alors facilement identifiable. Dans d'autres cas, ce paramètre est moins notable, plus insidieux : un terrain propice à la maladie se met en place progressivement, sans déclencheur notable. Ce facteur est alors moins identifiable et pourtant il joue un rôle déterminant.

Prendre conscience de son fonctionnement psychologique pour pouvoir le modifier est donc une aide précieuse pour rendre plus efficace la méthode proposée voire, à terme, pour guérir plus rapidement. C'est pourquoi, je vous propose ce profil type des GDS - constitué des points communs relevés au cours de mes observations- et comment il peut favoriser puis alimenter la DS.

1. Un manque de confiance en soi

La majorité des GDS ont consciemment ou non un manque de confiance en eux, une estime d'eux-mêmes assez fragile, peut-être due à leur enfance. En effet et pour diverses raisons, leur enfance a souvent été marquée par une difficulté à trouver leur place au sein de la famille et par le sentiment de ne pas être reconnus par les leurs ; j'ai recueilli beaucoup de témoignages dans ce sens. Le pas est alors facile à franchir : s'il n'y a pas de place pour eux, c'est parce qu'ils n'en sont pas dignes.

Cette crainte de ne pas être la bonne personne à la bonne place induit différents sentiments et comportements que l'on repère fréquemment chez les GDS : au pire, un sentiment d'imposture, au mieux, une peur d'être ridicule ou de déranger, une répugnance à demander de l'aide, un irrépressible désir enfin de mettre tout en œuvre pour justifier, mériter cette place. Nous développerons plus loin cette dernière constante.

Cette carence de confiance en soi participe à la création puis à l'entretien de la DS puisque celle-ci génère des tensions dans le corps, un dysfonctionnement respiratoire et des spasmes du larynx, des cordes vocales... Pour compenser, l''imaginaire de la voix descend dans la gorge et l'on a tendance à forcer alors sa voix pour se faire mieux entendre.

Si les spasmes sont une conséquence du manque de confiance, lorsque la maladie devient perceptible, ils en deviennent également la cause.

En effet, toutes les situations où la DS suscite de la gêne ou de la honte sont autant de moments où l'estime de soi se détériore. Et tant que l'on n'a pas accepté notre DS et surtout les symptômes qui en découlent, on s'expose à ces blessures de l'ego. L'acceptation de ce handicap vocal est possible même si cela demande un peu de travail sur soi. Mais en attendant que ce travail soit fait, la maladie nous fait vivre de nombreuses situations où le regard des autres altère notre confiance en nous.

2. Une excessive attention au regard d'autrui

Un excès d'empathie

L'empathie est en général une qualité. Dans le cas des GDS, elle est trop souvent poussée à l'extrême. Peut-être parce que dans la logique d'un GDS, l'autre a plus d'importance que soi, si peu estimable. Dès lors, l'empathie devient un obstacle. En effet, le regard tourné vers autrui l'emporte sur le nécessaire regard en soi ; l'excès d'empathie nous coupe de nous-mêmes : nous oublions de regarder ce qui se produit en nous. Je conseille souvent aux GDS d'être plus « égoïstes » car ils ont tendance à porter sur leurs épaules un encombrant fardeau et, qui plus est, un fardeau qui ne leur appartient pas ! Or, de tels problèmes génèrent inévitablement des tensions particulièrement localisées sur la nuque et les trapèzes (le langage populaire parle bien de « prendre sur ses épaules »), tensions d'autant plus tenaces qu'on ne peut résoudre ces problèmes à la place d'autrui. Il est donc nécessaire de ne pas se charger « de toute la misère du monde » afin d'éviter d'augmenter bien inutilement nos tensions et de nourrir ainsi la DS.

La peur d'être jugé

Dans la mesure où l'on doute de soi, il devient difficile de se soumettre à un jugement quel qu'il soit sans craindre d'être mal jugé. A l'abri de toute évaluation, l'intensité des contractions faiblit au point que certains GDS reconnaissent pouvoir parler sans spasmes lorsqu'ils sont seuls. Mais dès lors qu'ils sont soumis au regard d'autrui, l'inquiétude d'être déconsidérés augmente leurs spasmes.

La prise de parole en public peut alors devenir un supplice, même si pour une minorité de GDS, il semblerait qu'ils se sentent à l'aise dans ce type de contexte. La prise de parole en public ne leur fait pas peur, bien au contraire. J'ai discuté avec une GDS qui disait apprécier ces situations où elle trouvait plaisir à prendre la parole dans des amphithéâtres pleins d'étudiants. Toutefois, ce type de cas reste rare.

Pour ma part, je ne supportais pas les tours de tables, notamment au travail, car les regards tournés vers moi me mettaient en grande difficulté. Comme beaucoup de GDS, ce type de situation m'angoissait terriblement. Je sentais les regards braqués sur moi et devinais leurs jugements forcément négatifs. Durant ces réunions, j'étais mal dans ma peau car je tentais de contrôler l'image que je donnais aux autres. J'étais dans la tête des autres et non dans la mienne. J'essayais de présenter le meilleur visage possible et pour ce faire, je consacrais une grande partie de mon énergie à cacher mon mal-être. Ma voix ne devait pas me trahir. Elle devait cacher mon malaise profond. L'enjeu du regard des autres était si immense et si ingérable pour moi que mes interventions orales se faisaient très rares. Et lorsque la parole m'était donnée, je parlais avec un contrôle excessif de ma voix. L'objectif était de cacher le petit enfant au fond de moi. Ce petit enfant que je jugeais anormal et honteux. Mon seul objectif était alors de camoufler mes émotions, ne pas laisser transparaître mes failles par le plus absolu contrôle de ma voix. Ma voix était alors maîtrisée, malmenée au-delà de son seuil de tolérance. La DS fut probablement la résultante de ce mécanisme qui, poussé à l'extrême, s'est retourné contre moi.

Personnellement c'est une psychothérapie qui m'a fait prendre conscience de cette peur profonde d'être jugé négativement parce que moi-même, au fond, je me jugeais négativement. Une peur dont il me fallait rechercher l'origine dans mon enfance.

Ce mécanisme qui consiste à maîtriser ses émotions pour ne pas être mal jugé et que l'on met en place dès l'enfance pour « survivre » doit être nécessairement désamorcé et même si cette prise de conscience, à elle seule, n'est pas suffisante pour stopper les spasmes, elle peut vous éclairer et vous permettre d'éviter ce piège.

Un grand besoin de reconnaissance

La majorité des GDS m'ont confié que la reconnaissance, plus que l'argent, était leur véritable moteur. Cette dépendance à la reconnaissance peut s'exprimer avec les proches ou la famille.

J'ai, par exemple, accompagné une « DS » dans sa rééducation qui ne s'angoissait rien qu'à l'idée de me décevoir. L'enjeu qu'elle mettait dans sa rééducation en devenait contre-productif. Ainsi, si je lui fixais des objectifs, elle se crispait mais si je la complimentais, elle se crispait aussi. Dans tous les cas, elle avait peur de ne pas être à la hauteur des attentes ou des compliments. Et cette peur de décevoir son « père » tout comme l'envie de bien faire généraient des tensions contre-productives. Ce type de ressenti, indépendant de sa volonté, lui coûtait en énergie et en efficacité.

Ce besoin de reconnaissance s'exerce tout particulièrement au travail. L'investissement des GDS dans leur profession est alors très au-dessus de la moyenne. Ils sont en général de « très bons soldats » pour les supérieurs hiérarchiques qui sont ravis d'avoir de tels éléments dans leur équipe puisque ce besoin pousse les GDS à se consacrer corps et âme à leur métier et à développer une exigence disproportionnée.

Une exigence excessive.

En général, les GDS ont envers eux-mêmes une exigence dont l'intensité est supérieure à la moyenne. Que ce soit au travail ou/et dans la vie personnelle, ils reconnaissent volontiers être très exigeants et avoir peine à relativiser dès lors que le sujet les concerne. Leur exigence est d'autant plus élevée qu'ils désirent être reconnus. Dans mon cas, par exemple, je développais cette tendance, dans le monde du travail. Je mettais la barre trop haut afin de ne pas décevoir mes « pères », à savoir ma direction. Comme mes objectifs en matière de résultats commerciaux étaient disproportionnés, je m'impliquais intensément dans mon travail si bien que le lâcher prise devenait impossible.

Mais cet excès d'exigence génère forcément une deuxième conséquence : le GDS se comporte en perfectionniste car ce degré d'exigence est tel qu'il ne se sent jamais tout à fait satisfait du travail accompli. Il vit donc en perpétuelle tension.

Certains GDS développent également cette exigence vis-à-vis des autres, notamment au travail. Cette exigence envers les collaborateurs, les subordonnées ou les supérieurs hiérarchiques peut alors être très élevée.

La peur de l'échec.

La peur de l'échec, commune aux GDS, constitue la troisième conséquence de cet excès d'exigence. En effet, c'est ce dernier qui pousse le GDS à placer la barre très haut et de ce fait, lui fait craindre de ne pas parvenir à sauter l'obstacle. L'enjeu professionnel devient d'autant plus élevé que l'échec est « interdit ».

En fait, le GDS raisonne ainsi : « Je ne dois surtout pas décevoir » donc « je n'ai pas droit à l'erreur » c'est pourquoi « Je dois absolument être compétent/ performant ; je dois me montrer parfait ». On peut alors raisonnablement penser que la voix syncopée, étranglée, signe caractéristique de la dysphonie spasmodique, est l'expression conjuguée de ce désir de perfection et de cette peur toxique de l'échec.

3. Une tendance à paraître autre

L'inhibition de sentiments

Pour obtenir d'être reconnu, pour mériter sa place, il faut savoir plaire, accomplir ce que les autres sont supposés attendre de nous : sourire, plaisanter, être enjoué… Une GDS que j'ai rencontrée en 2016 me confiait qu'elle était un rayon de soleil pour son entourage avant que la DS ne surgisse. Au début de notre discussion, elle voyait cela comme une chose positive. Et puis en en discutant, elle a fini par se rendre compte que ce rôle lui pesait. En s'enfermant dans un personnage utile ou agréable pour les autres, un personnage qui serait toujours souriant et qui écouterait l'autre plus que l'inverse, elle sacrifiait du lien avec elle-même. Depuis toute petite, elle s'était inscrite dans ce rôle de petite fille très disponible pour les autres et qui exprime très rarement sa tristesse ou sa colère.

Les GDS sont particulièrement inscrits dans ce schéma : pour contenter autrui, il est nécessaire de cacher certains sentiments : colère, chagrin, tristesse… perçus comme embarrassants, importuns, indésirables. Les GDS préfèrent serrer les dents pour contenir dans la gorge toute leur colère plutôt que de laisser échapper leurs cris. Cette puissante résistance à la circulation des émotions donne lieu à des tensions qui vont du diaphragme à la langue, en passant par le larynx (ne dit-on pas « ravaler » sa colère ?)… On tait, on bloque et le larynx devient le siège de ces inhibitions.

Pire, la voix, placée sous haute surveillance pour ne pas se trahir, peut se faire enjouée et rieuse …

Un déguisement pour survivre

Conscient de ses faiblesses mais désireux de satisfaire à un impératif de séduction, le GDS a coutume de se masquer dans la vie de tous les jours, il cache sa tristesse sous le masque de la joie, sa colère du masque du calme… Parfois le mécanisme est si bien rodé que le GDS en arrive à se tromper lui-même : « je n'ai aucune colère, je suis quelqu'un de serein dans la vie… » Certains sentiments sont en effet si enfouis qu'ils en deviennent imperceptibles non seulement par les autres mais aussi par soi-même.

Au travail, ce comportement sera d'autant plus sollicité que les GDS exercent de fait des professions où la voix revêt une importance primordiale. L'examen de leurs métiers montre à l'évidence que cette dernière est utilisée dans tous les cas comme un outil essentiel, une arme, un atout parce qu'il faut nécessairement et impérativement plaire, séduire, persuader, convaincre… lorsqu'on choisit d'être chanteur, acteur, commercial, diplomate, avocat, enseignant…

Une GDS enseignante m'a confié que pour être rapidement respectée, elle devait sciemment porter « le masque de l'autorité », afin de poser clairement les limites et règles du jeu dès le départ et de pouvoir le quitter dès lors qu'il n'était plus nécessaire. Pour établir rapidement ce cadre propice à une atmosphère studieuse, elle usait de deux moyens concomitants : dissimuler ses faiblesses qu'elles soient momentanées ou durables et feindre une autorité incontestable.

Selon ses dires, au moins en début d'année, un enseignant se doit de dissimuler ce qui serait susceptible de le rendre vulnérable. Le trac, la fatigue, des soucis personnels, une colère disproportionnée, un manque de réactivité, la peur de rater son cours... tous ces obstacles pouvant être interprétés par les élèves comme des aveux d'incompétence ne doivent transparaître ni sur le visage ni dans sa voix. Afin d'y parvenir, l'enseignant demande à son corps de devenir une machine de refoulement et de maîtrise, son larynx étant l'outil principal de cette machine. A ce stade, on constate à quel point la profession peut amplifier considérablement les travers des GDS déjà pointés ci-dessus : le besoin d'être reconnu, la peur d'être mal jugé, la peur du ridicule, la peur de l'échec, etc...

Non seulement l'enseignant doit garder le contrôle de ses émotions, mais il doit également convaincre son auditoire que son autorité est incontestable, en affichant une fermeté inébranlable et un calme à tout épreuve. Or, à l'inhibition et au travestissement conscient, inhérents à la profession, viennent s'ajouter le perfectionnisme et la volonté d'y parvenir, spécifiques aux GDS. Dès lors, la voix constituant le premier accessoire d'un déguisement psychologiquement très lourd à porter, le larynx devient le lieu principal où cette farouche volonté se concentre. La lutte interne est si forte qu'elle peut se traduire par de violentes tensions. Cette approche du métier amplifie un phénomène existant.

Ce mécanisme d'inhibition et de déguisement mis en place dans l'enfance est ici utilisé de manière abusive : un personnage répondant aux exigences du métier se façonne au détriment du « moi ». Le corps se crispe, le larynx se serre et la voix devient un esclave du travail. D'un côté, ce système permet au GDS fortement investi dans son travail d'être performant et par conséquent de satisfaire pleinement ses « pères », mais de l'autre côté, la DS peut devenir le tribut à payer de cet excès du don de soi-même.

Partie 2
Des solutions comportementales afin de combattre la DS

Dans la première partie, j'ai présenté des comportements dévastateurs qui ont participé à la création de votre DS. Une fois encore, désamorcer ces petites bombes ne suffira pas à sortir de la DS car une thérapie multidisciplinaire est selon moi la seule solution. Cependant le travail d'introspection, la prise de conscience de certains mécanismes et surtout leur modification diminueront l'impact du facteur psychologique sur la DS.

Voici donc quelques conseils pour modifier ces comportements.

1. Pour réhabiliter l'estime de soi

Afin de combattre des tendances comportementales qui participent à la DS, il existe une clé essentielle : l'acceptation de soi.

Cet axe de développement personnel va affaiblir certains facteurs de la DS telles que la honte, l'exigence excessive, la dépendance au résultat, la peur de l'échec, la peur du regard de l'autre, la peur de laisser transparaître certains sentiments, etc...

L'acceptation de soi désamorce toutes ces petites bombes qui sont en vous et qui sont des vecteurs de votre DS.

Observez votre déni

D'abord, observez vos réticences à admettre votre fonctionnement ; prenez conscience de votre refus à vous autoriser des failles, des fragilités ; prenez la mesure de l'inhibition de certaines émotions ; acceptez le fait que vous vous déguisez … De fait, le plus souvent, vous vous battez contre vous, vous refusant le droit d'être vous-même.

Même si vous ne l'aviez peut-être jamais senti auparavant, ce déni est là, quelque part habilement dissimulé en vous. Grâce à la méditation par exemple, apprenez à sentir ces blocages, sans tenter de les maîtriser, mais en les accueillant. Ne cédez pas à la tentation de minimiser ou de contrôler vos émotions. Ne niez pas cette réalité en vous. Accueillez-la sans volonté de la changer. C'est en mettant la lumière sur ces mécanismes qu'ils deviendront moins forts.

Accueillez l'enfant qui est en vous

L'enfant qui vit en vous doit être accepté et accueilli par l'adulte. Cet enfant doit être rassuré, il doit sentir et comprendre l'inutilité de ces mécanismes de défense mis en place pour des raisons de « survie ».

Une psychothérapie vous aidera à l'entendre car ce type de travail personnel sera plus réalisable avec un professionnel qualifié : comprendre intellectuellement ces notions ne suffit pas. La lecture de livres et la compréhension intellectuelle de certaines notions n'est rien à côté de l'accueil et de la prise de conscience par le corps. Vous devez sentir dans votre corps le petit enfant et prendre conscience de ces fausses croyances qui vous poussent à mettre des masques. L'abandon est impossible tant que vous conserverez ce type de fonctionnement, il empêchera une circulation fluide de vos émotions et surtout l'expression orale de celles-ci.

La DS vous alerte sur ce blocage émotionnel et son déguisement, legs de votre enfance et de ses erreurs de jugement. Révisez avec lui les raisons qui l'ont poussé à ce système de protection car si vous continuez à vous couper du petit enfant qui sommeille en vous alors les émotions continueront à se loger dans votre larynx. Et même si vous guérissez via ma rééducation, les spasmes iront peut-être se loger ailleurs si le dysfonctionnement psychique subsiste. Quittez ce système de protection contre-productif qui vous coûte de la santé et qui est inutile désormais.

Démasquez-vous

Pour vous pousser à ôter ce masque, il faudrait être sûr d'être aimé pour ce que vous êtes. Mais pour cela, il est nécessaire que votre moi soit présenté au monde. Ainsi il enregistrerait une information essentielle, à savoir qu'il est « aimable » par autrui. Or, le masque est là pour cacher votre moi parce qu'il ne vous paraît pas présentable. Comment sortir de cette impasse ?

Il faut vous accueillir tel que vous êtes et vous aimer tel que vous êtes. Ce travail est parfois long mais on peut obtenir de premiers résultats avec des outils simples et efficaces comme par exemple la méditation. A travers cette discipline, vous apprendrez à prendre de la distance avec vous-même et à observer votre déguisement. Vous accueillerez la réalité, à savoir vos réelles émotions et vos vraies envies. Cette phase vous accompagnera vers une seconde phase qui contribuera à détricoter votre déguisement : celle où vous vous accepterez tel que vous êtes, vous aimerez tel que vous êtes, vous livrerez aux autres tel que vous êtes, et c'est ainsi que vous aiderez votre corps à éliminer la DS.

2. Pour gérer vos peurs

Restez dans le présent

90% des peurs sont des projections de situations qui n'auront jamais lieu. On imagine un échec avant même d'avoir engagé l'action. On suppose que l'on va être moqué ou rejeté avant même d'avoir pris la parole. On projette des idées où l'on se dévalorise. Ces pensées qui sont liées au futur et au passé alimentent et décuplent vos angoisses. Le moment présent va générer l'effet inverse. En demeurant dans l'instant présent, vous sortez des influences du passé et du futur. Toutes ces peurs fantômes vont s'affaiblir. Dans le chapitre méditation, je vous propose quelques outils afin d'y parvenir.

Acceptez le pire

Cette règle m'a beaucoup aidé dans le sport. Avant un match de basket ou de squash je travaillais mentalement à accepter le niveau de ma performance individuelle quelle qu'elle soit. En faisant ce travail, je retirais une partie de l'enjeu et je m'allégeais d'une pression contre-productive. Ne confondez pas ce principe avec de l'abandon ou de la résignation. Au contraire, accepter le futur quel qu'il soit n'est pas abandonner. Ce travail va alléger le poids des projections négatives du futur. La DS puise de la force dans les peurs anticipées. Celles-ci seront moins fortes à mesure que vous accepterez l'idée du pire.

3. Pour soutenir le regard d'autrui

La peur du regard, du jugement d'autrui vient du manque d'estime de soi mais également du fait qu'en cas d'échec, la gêne, la honte, le sentiment du ridicule, voire un sentiment d'humiliation… sont des ressentis exacerbés chez les GDS. Afin d'apprivoiser le regard d'autrui, voici donc quelques conseils.

Distinguez l'être et le faire

Lorsqu'elle est disproportionnée, la gêne devient un véritable poison pour notre corps. En effet, la frontière entre « ce que je suis » et « ce que je fais » est souvent inexistante pour les GDS. En conséquence, si je *fais* une chose « honteuse », je *suis* honteux ; l'estime de soi s'en trouve alors fortement altérée, ce qui constitue un terreau pour la DS. Et plus l'acte sera public, plus la gêne sera amplifiée et plus elle alimentera la DS.
L'idée reçue : « je suis ce que je fais » est un piège sournois de l'ego. Vous n'êtes pas vos erreurs, vos échecs ou vos réussites. Vous n'êtes pas « votre

inculture sur certains sujets », vous n'êtes pas « votre compétence au travail ». Cette notion est fondamentale pour les GDS car l'amalgame entre l' « acte » et l' « être » conduit au déséquilibre psychologique. La voix devient l'expression de ce dysfonctionnement car elle subit la pression de l'ego. Les philosophes, les psychologues, ou certains grands sages nous alertent sur les manipulations de l'ego. Même si aujourd'hui le système social vous amène insidieusement à juger une personne selon des critères superficiels et matériels, sachez que ce principe est une illusion dangereuse, notamment quand elle est poussée à l'extrême.

Rassurez-vous

Prenez conscience que, dans un grand nombre de situations, vous n'allez pas être au centre de toutes les attentions car bien souvent les autres vous prêtent beaucoup moins d'intérêt que vous ne l'imaginez. Vous êtes là encore le jouet de votre imagination : la lumière n'est pas forcément braquée sur vous, contrairement à ce que vous croyez. Persuadez-vous que vos agissements et comportements ne seront pas observés avec minutie car bien souvent l'autre regarde en pensant à tout autre chose. Et si le regard d'autrui est vite distrait, dites-vous qu'il peut aussi être indulgent.

Verbalisez votre angoisse

Afin de remettre cette peur du ridicule à sa juste place, il faut également veiller à ne pas vous isoler. Le réflexe naturel c'est le repli sur soi dès que ce sentiment apparaît. On a envie de se cacher et de ne pas parler. On a honte de parler de ce qui nous fait honte. Ce petit cercle vicieux perd son fondement dès que vous parlez de ce qui vous fait honte. Verbalisez ce sentiment afin de casser cette dynamique de la honte. Ne restez jamais seul face à la honte. La solitude nourrit ce sentiment qui nourrit lui-même la DS. Même si c'est difficile et gênant, exprimez-vous lorsque la honte surgit. Vous serez alors surpris de sentir le grand soulagement intérieur que la verbalisation orale de la honte peut vous apporter.

Acceptez-vous

Votre capacité à vous accepter tel que vous êtes sera également déterminante pour éviter la peur de l'échec et le sentiment de honte. Ceux-ci sont en effet alimentés par une exigence excessive envers vous-même. En vous acceptant imparfait, vous allez transformer « je dois absolument être à la hauteur » en « je vais faire ce que peux ». Ce travail d'acceptation de la réalité va abaisser votre niveau d'exigence et diminuer, voire éviter une possible déception. Et par voie de conséquence, vous ne craindrez plus le regard d'autrui.

Ces conseils pour modifier certains de vos comportements et en adopter de nouveaux impliquent un travail de fond sur vous-même, travail important, régulier et au long cours. Certes, des effets positifs peuvent émerger rapidement mais afin de les conserver définitivement il faut mettre en place un travail systématique jusqu'à ce que les automatismes s'ancrent en vous.

Ce travail sera probablement plus aisé si vous vous faites accompagner par des professionnels. Mais trouver le bon est chose souvent compliquée. Pour ma part, je n'ai pas eu de « vraie » psychothérapie pendant mon processus de guérison. Par contre j'ai harmonisé mon corps et mon esprit via la méditation et la sophrologie. Finalement, durant ma DS, mon développement personnel s'est fait tout seul chez moi. Avec une simple chaise vous pouvez aussi entamer un travail d'introspection très enrichissant. Je développe ces sujets dans le chapitre 4, dans la partie *Relâchement*.

Toutefois, je veux être clair sur un point : la guérison de la DS ne se fera pas grâce à la voie psychologique. Cet axe de travail pourra vous aider à combattre la DS et surtout à éviter qu'elle ne se déplace ailleurs. Mais ce n'est pas l'axe prioritaire pour la vaincre. La rééducation pneumo-phonatoire à travers des exercices de résonances nasales constitue la voie principale qui puisse vous sortir de la DS. Votre état psychologique est une cause importante dans l'apparition de la DS, c'est certain. Mais ce serait une erreur de penser que votre développement personnel peut à lui seul vaincre la DS.

Chapitre 4
LA METHODE DES 4 R

Lorsque j'étais atteint de la DS, j'ai cherché de toutes mes forces une méthode pour guérir définitivement : sur internet, dans des livres d'orthophonie ou encore auprès de différents professionnels… Certes, je relevais bien quelques pistes glanées sur You Tube notamment, mais aucune véritable méthode structurée et complète. Je n'oublierai jamais ma furieuse envie de trouver des solutions, une méthode, des explications pour sortir de la DS et l'immense frustration que ces recherches infructueuses généraient en moi : j'avais besoin d'une direction à suivre et ne la trouvais pas.

Aujourd'hui, je souhaite vous donner cette direction pour sortir de la DS, vous apporter cette méthode qui me fit tant défaut lorsque la DS décida d'entrer dans ma vie. Elle est le fruit de mon expérience acquise durant ces 7 dernières années. Au fil de ces années, ma compréhension concernant la rééducation de ce trouble vocal s'est affinée autant qu'enrichie. Et si mon auto-rééducation constitue le socle de ma réflexion, le recul que j'ai pris durant les années post-guérison m'a permis de trier puis dégager parmi mes nombreux essais 4 axes fondamentaux qui ont participé à ma guérison. Je les ai structurés dans le cadre d'une méthode que j'ai nommée pour la rendre plus aisée à mémoriser : « La méthode des 4 R » :

– R comme Relâchement
– R comme Respiration
– R comme Résonance
– R comme Reprogrammation

Partie 1
R comme Relâchement

Pourquoi se relâcher ?

En fait, l'angoisse amplifie mécaniquement les tensions déjà installées au cou et aux épaules. Ces tensions étant de puissants vecteurs du dysfonctionnement phonatoire, la DS est alors nourrie indirectement par elles et donc par le stress.

A cela vient s'ajouter un bien mauvais réflexe qui entraîne une aggravation de la DS. Quand le GDS s'angoisse lors de la prise de parole, bien souvent, il essaye de maîtriser ses spasmes par un travail mental. En se concentrant sur la zone spasmée, il amplifie sa voix de gorge (celle qui est spasmée). L'imaginaire de sa voix est alors située exactement là où il ne faut pas, c'est-à-dire au niveau de la gorge. En voulant contrôler les spasmes il va contracter des zones qui devraient justement être relâchées. Il diminue ainsi sa respiration abdominale et amplifie la respiration thoracique, il entre alors dans une sorte d'apnée. Sa volonté d'en sortir va se retourner contre lui car il fera l'inverse de ce qu'il faut. Cette débauche d'énergie devient contre-productive puisqu'elle est utilisée au mauvais endroit. De la même manière qu'en essayant de lutter contre des sables mouvants, on s'y enfonce davantage, de la même manière, en essayant de maîtriser les spasmes, on alimente le dysfonctionnement phonatoire qui est à leur origine. On tente de stopper les contractions par le mental mais c'est l'inverse qui se produit : lorsque l'on se focalise sur les cordes vocales, sur sa voix, l'intensité des spasmes augmente. Il est donc indispensable d'apprendre à se détendre !

Cette étape incontournable dans votre processus de guérison concerne deux types de relâchement : le relâchement musculaire et le relâchement psychologique. Le relâchement musculaire générant le relâchement psychologique, et réciproquement.

Concernant le relâchement musculaire, vous devrez agir sur des zones clés de votre appareil pneumo-phonatoire, détendre et étirer certains muscles participant au processus de la parole. Le diaphragme, les épaules et le cou sont les principaux muscles sur lesquels vous allez agir à travers des exercices et des séances chez des professionnels. Ce travail d'étirement et de détente est essentiel pour bien réaliser les exercices vocaux et ainsi progresser.

Le relâchement intérieur est également incontournable. Le facteur psychologique de la DS est indéniable comme vous avez pu le lire dans le chapitre précédent. Il faut donc agir sur les résistances du corps qui génèrent des tensions. Vous allez apprendre à accueillir la réalité sans la juger afin d'éliminer progressivement certaines tensions intérieures alimentant votre DS. La sophrologie ou la méditation sont de puissants vecteurs de relâchement intérieur. Le lâcher prise qui va en découler participera à diminuer ou à supprimer certaines luttes internes qui s'expriment dans votre corps, dans vos muscles, notamment ceux qui concernent l'appareil phonatoire.

Le corps, siège de vos émotions.

Rappelons que si la DS alimente les tensions musculaires, les sentiments, pensées, émotions, angoisses, inquiétudes… alimentent également la DS. En effet, les émotions s'expriment toujours à travers le corps, via des tensions. Par exemple, la peur (consciente ou pas) peut se manifester par des crispations au niveau de la nuque, du dos, des mâchoires ; la colère, par les poings fermés, le front plissé, les lèvres pincées, la gorge nouée ; la joie par l'accélération des battements du cœur, un blocage au niveau du ventre, etc… Le siège de ces tensions se situe donc, pour la plupart d'entre elles, dans la zone diaphragme-thorax-cou-épaules ; Or ce sont ces zones-là qui sont particulièrement sensibles chez les GDS. Ainsi ces tensions aggravent-elles la DS.

Que le corps constitue le siège de ces manifestations, peu de gens le savent ou le sentent car nous connaissons mal notre corps et sommes peu enclins à l'écouter. Avant la DS, je considérais mon corps comme un outil de travail, comme un instrument dont mon cerveau avait le contrôle. Je pensais que la volonté permettait au mental de maîtriser le corps. Je refusais de regarder les effets de mes émotions et de mes souffrances profondes sur mon corps. Si vous avez la DS, alors je devine que vous écoutez davantage les souffrances des autres que les vôtres. Dans le processus de guérison, il faut apprendre - tout comme j'ai dû le faire moi-même- à écouter son corps, à le considérer réellement, à entendre ses messages.

Les limites de la pensée face au corps.

L'éducation occidentale privilégie, depuis des siècles, la pensée, en négligeant (en niant même) l'importance du corps ; or l'émotionnel qui est de l'ordre de la pulsion profonde et puissante échappe bien souvent au champ de la volonté et du raisonnement.

Les malades de la DS sont souvent dotés d'une grande volonté, d'une envie de maîtrise par le mental. Cet excès de maîtrise est selon moi un facteur du symptôme. Ce qui a été un atout pour vous pendant des années, notamment dans la vie professionnelle, à savoir cette aptitude à « serrer les dents » et à encaisser, est devenu néfaste car le « logiciel » est arrivé à ses limites. Votre corps est l'expression de cette saturation. Votre mental ne doit pas chercher à nier par la maîtrise mais au contraire à écouter ce que vous dit votre corps, à accueillir les informations, les signaux qu'il vous adresse, à les mettre à distance. Beaucoup de malades de la DS ont essayé de gérer les contractions avec le mental. C'est inutile et souvent contre-productif. Les tentatives « d'auto-gestion » ou « d'auto-argumentation » sont malheureusement improductives dans notre cas, la solution est ailleurs : votre volonté ne pourra rien face à la DS ; il va falloir que votre cerveau emprunte d'autres chemins que celui de la maîtrise et du déni, une nouvelle voie que vous lui enseignerez grâce à la sophrologie, par exemple.

SOPHROLOGIE

Le corps pour atteindre les pensées

Les manifestations corporelles de certaines pulsions sont tout à fait contrôlables, par l'intermédiaire de la détente des muscles, superficiels et profonds, détente qui va s'étendre à l'esprit grâce au jeu activateur et désactivateur de tout le système nerveux. Ce système réagit en chaîne. Il faut savoir que la montée de l'émotion entraîne la montée des tensions qui, à leur tour vont amplifier les émotions, et ainsi de suite... La DS génère ce cercle vicieux.

L'inverse de ce cercle vicieux est aussi vrai : la détente musculaire va entraîner une détente mentale et un apaisement qui, à leur tour, vont détendre un peu plus le corps, et ainsi de suite… Nous possédons un véritable « thermostat » de l'émotion qui permet de réguler, automatiquement, l'émotion et les tensions qu'elle entraîne... jusqu'à un certain point.

Nous pouvons donc agir sur nos mécanismes les plus profonds, les plus végétatifs, les plus automatiques. Cela veut dire, aussi, que si nous n'en sommes pas conscients, nous pouvons les détériorer, sans nous en rendre compte... C'est malheureusement le cas des GDS car je pense qu'il existe un déséquilibre dans le système nerveux.

Un déséquilibre des systèmes nerveux sympathique et parasympathique dans le cas des GDS... ?

Les nerfs des systèmes nerveux sympathique et parasympathique constituent le système nerveux autonome (ou végétatif) qui régule tous les processus corporels se produisant automatiquement, tels que la circulation sanguine (fréquence cardiaque, pression artérielle), la digestion, le maintien de la température (transpiration...)...

L'activation du système nerveux sympathique prépare l'organisme à l'action. Ce système se met en place lors de situations traumatisantes ou lors de contextes très angoissants. En réponse à ce type de situations, il orchestre la réponse dite de combat ou de fuite (« *fight or flight* ») qui entraîne une dilatation des bronches, une accélération de l'activité cardiaque, une augmentation de la tension artérielle, une dilatation des pupilles, une augmentation de la transpiration, une diminution de l'activité digestive, une augmentation des tensions musculaires, une dégradation de la respiration abdominale, une augmentation de la respiration thoracique... Evidemment ce système est une réponse adéquate à certains contextes qui exigent une réaction vive, mais sur une courte durée.

L'activation du système nerveux parasympathique, à l'inverse, correspond à une réponse de relaxation, de lâcher prise. Il induit un ralentissement général des fonctions de l'organisme. La fonction digestive et l'appétit sexuel sont favorisés. Le rythme cardiaque est ralenti et la tension artérielle diminuée. Les tensions musculaires diminuent, la respiration abdominale augmente, la respiration thoracique diminue, le corps se relâche et la connexion à soi-même devient plus facile.

Dans le cas des GDS, il existe probablement un déséquilibre entre le système sympathique (qui prend trop d'espace) et le système parasympathique (qui est trop absent). La sophrologie participe à équilibrer le système nerveux, à condition qu'elle soit pratiquée assidûment.

La sophrologie, un travail de patience.

Il m'a fallu quelques semaines avant de ressentir les premiers effets apaisants de la sophrologie. Je sentais petit à petit l'espace que cela créait en moi. Afin de comprendre les effets de la sophrologie, imaginez que nous sommes tous des vases, de tailles et de formes différentes, ouverts à l'extérieur et aux contenus variés et variables. Si le vase est petit, il est vite plein, il en a rapidement « ras le bol » et la moindre goutte le fait déborder. Pour que ce vase ne déborde pas ni ne casse, il y a deux solutions. La première est de le vider de son trop-plein, de ses contenus négatifs, afin de faire un peu de place à de nouvelles expériences. Dans ce cas, il faudra recommencer sans cesse. Une fois le vase à nouveau plein, il faut refaire de la place. L'autre solution est celle que la sophrologie propose, à savoir l'augmentation de la capacité du vase.

Selon moi, la DS est en partie l'expression de ce trop-plein. Les conséquences et les dommages collatéraux de ce trouble (stress, sentiment de honte, peur...) génèrent des tensions. Le vase se remplit alors très vite. Je vous propose de le développer afin que le contenant ne déborde pas au moindre rajout.

Pour ma part, la découverte de ma DS a généré du stress et des tensions supplémentaires. J'ai choisi d'agrandir ce vase au moyen de la sophrologie et de me réconcilier avec mon corps en me concentrant sur mes perceptions.

Les exercices pratiqués chaque jour pendant des mois durant ma DS ont grandement participé à ma guérison, même s'il est difficile de quantifier l'apport de ce type de travail.

Ma sophrologue m'a enseigné des exercices très simples à réaliser chaque jour à la maison ou ailleurs. Chaque séance dure entre 5 et 10 minutes.

Faites-en 2 ou 3 par jour, et même plus quand vous le pouvez. Chaque séance réalisée générera de la détente musculaire et un relâchement psychologique très utile dans le processus de guérison. Les séances de sophrologie avec une professionnelle sont très utiles, notamment pour bien faire les exercices, mais 90% du travail est à faire tout seul, chez vous. N'oubliez pas : vous êtes votre propre thérapeute, n'attendez pas trop des autres.

EXERCICES DE SOPHROLOGIE

1er exercice
Respiration ventrale

Tenez-vous debout, les bras le long du corps, posez une main sur votre ventre et l'autre bras derrière le dos. Vous devez sentir votre ventre bouger, le thorax doit rester immobile. Concentrez-vous pendant une trentaine de secondes sur votre ventre et sur votre respiration.

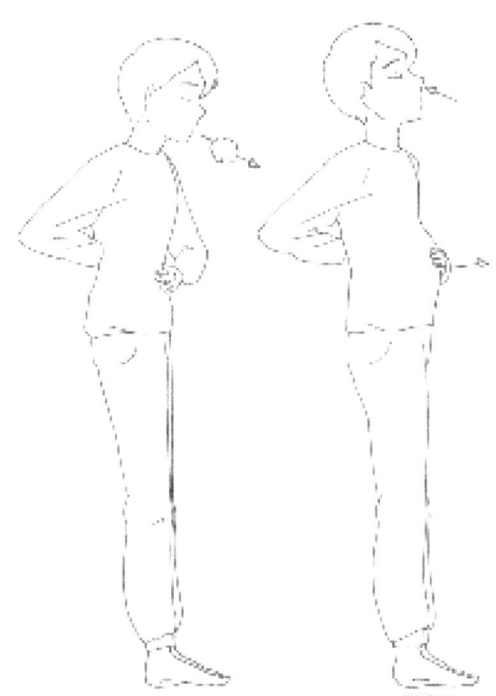

2ème exercice
Le pompage

Restez debout, les bras le long du corps, inspirez en gonflant votre ventre. Lorsque vos poumons sont remplis d'air bloquez votre respiration, c'est-à-dire gardez l'air dans le ventre sans expirer. Serrez les poings et faites plusieurs allers-retours avec vos poings de haut en bas, comme si vous pompiez. Au bout d'une dizaine de secondes (plus ou moins selon vos capacités), expirez en relâchant tous vos muscles. Les yeux toujours fermés, accueillez les sensations qui vous parviennent. Donnez un nom à ces sensations : chaleur, picotements, fourmillements, pesanteur, légèreté, etc.

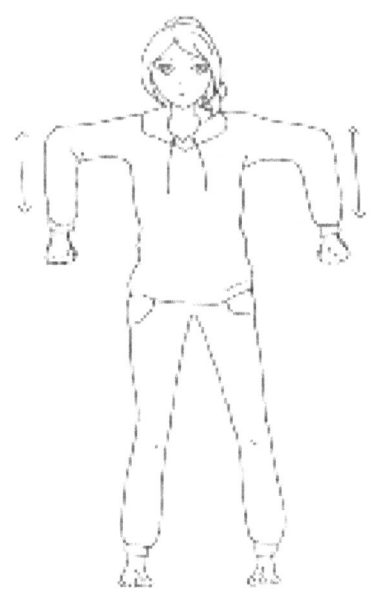

Faites cet exercice trois fois, avec une pause d'une dizaine de secondes entre chaque pompage afin d'observer les sensations dans votre corps. La pause est un moment essentiel de l'exercice. Après la tension, le relâchement musculaire permet une plus grande relaxation aussi bien corporelle que mentale, ce qui va favoriser la concentration.

3ème exercice
Les mains mobiles

Restez debout les bras le long du corps, montez les bras devant vous, tout en inspirant. Lorsque vos bras sont perpendiculaires au corps et que votre ventre est gonflé, bloquez votre respiration, c'est-à-dire retenez-vous d'expirer, et puis faites plusieurs allers-retours d'avant en arrière avec vos bras tout en agitant les mains, comme pour faire coucou à une personne qui serait à quelques mètres devant vous. Faites ceci pendant une dizaine de secondes environ. Ensuite vous expirez en relâchant tout. Les yeux toujours fermés, accueillez de nouveau les sensations qui vous parviennent. Faites cela trois fois en respectant les temps de pause.

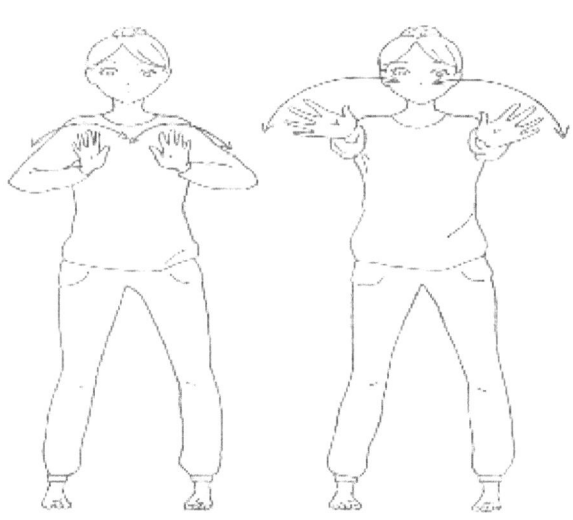

4ème exercice
Barattage
(massage du diaphragme)

Tenez-vous debout, relâchez-vous, inspirez en gonflant le ventre et expirez tout en vous penchant en avant et en vous tenant sur vos cuisses. Videz complètement l'air de vos poumons en rentrant le ventre. Une fois le ventre rentré et vidé, restez en apnée avec les poumons vides. Pendant une dizaine de secondes, bougez votre ventre, en alternant contraction et décontraction du ventre, comme pour masser les organes internes. Recommencez deux fois, toujours en respectant les temps de pause.

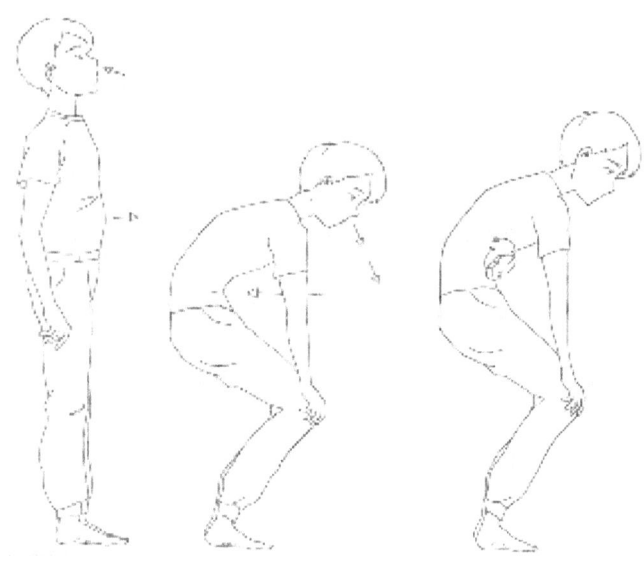

5ème exercice
Le relâchement des bras

Toujours debout et relâché, balancez doucement vos bras d'un côté à l'autre, en essayant de garder vos bras et vos épaules relâchées, comme si vos bras étaient de la pâte à modeler. Ce sont vos hanches qui provoquent la rotation de vos bras, et non pas les muscles des épaules ou des bras. Les bras ne font que suivre le mouvement du corps de manière très relâchée. Faites-le pendant 30 secondes puis faites une pause durant une dizaine de secondes afin d'observer les sensations dans votre corps. Faites-le 3 fois en respectant les temps de pause qui vous permettent d'enregistrer dans le corps la détente musculaire.

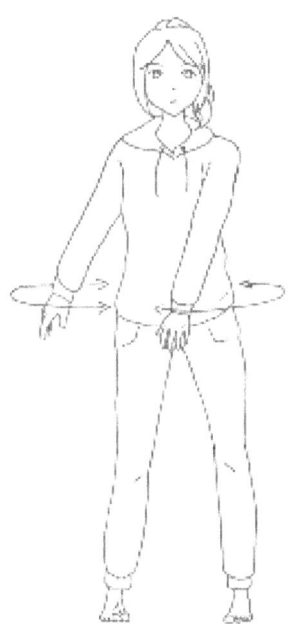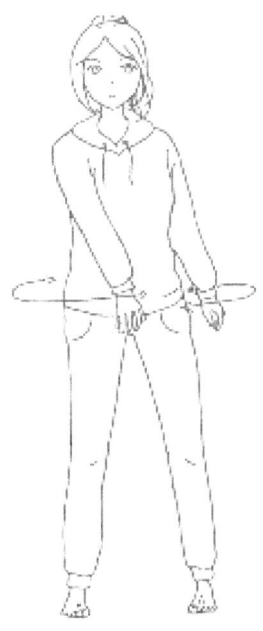

Conclusion sur la sophrologie

Faites une séance par jour, deux si vous le pouvez. Les bienfaits de la sophrologie se feront sentir au bout de quelques semaines, à condition d'être assidu. La sophrologie ne peut pas guérir à elle seule la DS mais elle participe largement à la guérison pour toutes les raisons déjà évoquées. Elle vous installe dans un état d'apaisement et de concentration qui est propice à votre rééducation et au développement de votre nouvelle voix. Votre capacité à demeurer dans votre corps s'amplifiera, vous aiguiserez les perceptions liées à votre comportement vocal, vous ressentirez davantage la coordination subtile entre votre respiration et le son. La sophrologie va développer votre faculté à vous concentrer sur le présent et à conditionner votre nouvelle voix. Le travail vocal sera plus efficace et l'état d'abandon si important pour votre thérapie se mettra en place.

Méditation

Pendant ma DS, la méditation fut sans doute ma plus belle découverte. Avant l'apparition de mes contractions laryngées, je ne prêtais aucune attention à ce type de pratique. Et puis quelques semaines après le diagnostic de ma DS, j'ai lu quelques livres qui parlaient de la méditation. J'avais beaucoup de temps libre à cette période puisque j'étais aphone. J'ai rapidement été passionné par les explications de certains auteurs comme Christophe André. J'ai donc expérimenté cette discipline qui a changé mon regard sur la vie et sur moi-même.

La pratique de la méditation a été une clé dans mon processus de guérison pour plusieurs raisons : d'abord pour l'acceptation de ma DS. Comme je l'ai déjà expliqué dans ce livre, accepter n'est pas abandonner, bien au contraire. Ensuite, la méditation développe la capacité à reprogrammer votre cerveau, ce qui est très utile dans le cadre de votre rééducation vocale. Et puis la méditation est un puissant atout à la fois pour le relâchement intérieur (le lâcher prise) et aussi pour le relâchement musculaire.

Voici comment procéder : pendant une minute environ, asseyez-vous sur une chaise, mains posées sur vos cuisses, le dos droit et relâché, inspirez par le nez en gonflant le ventre et expirez par la bouche. Concentrez-vous sur votre respiration, et à chaque expiration essayez de relâcher les muscles de votre corps sauf ceux qui vous permettent de tenir assis. Au bout d'une minute, vous pouvez arrêter. Votre séance quotidienne est terminée.

Kinésithérapie, ostéopathie, massages...

Afin d'obtenir une détente musculaire profonde tout en adoptant la posture qui convient, il vous faudra d'abord prendre conscience de vos erreurs de posture puis, pour y remédier, procéder à des exercices personnels spécifiques. Mais ceux-ci peuvent ne pas suffire. Un professionnel deviendra alors nécessaire pour vous aider à y parvenir.

Prendre conscience de ses erreurs de posture

Au début de ma DS, comme pour la majorité des GDS, mes comportements posturaux étaient néfastes pour mon système phonatoire. Évidemment je n'en avais pas conscience car les mauvaises habitudes s'étaient installées progressivement. Ma posture participait insidieusement à mon trouble vocal.

Et pire encore : non seulement la mauvaise posture est une cause de la DS, mais elle est aussi une conséquence. En effet, la DS amplifie les mauvais comportements physiques, notamment à cause du forçage vocale.

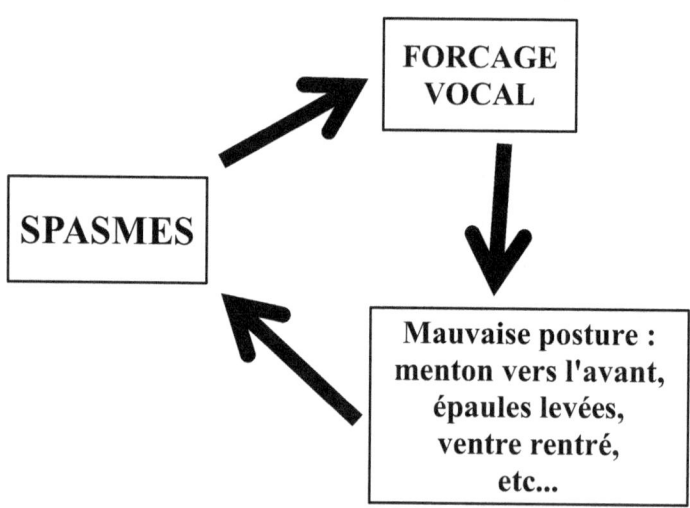

Avant ma DS, j'avais ces mauvais réflexes posturaux. Et lorsque la DS a commencé, j'ai amplifié progressivement ces mauvais comportements. Je contractais davantage mon diaphragme sans prendre le temps de gonfler mon ventre, c'est-à-dire d'inspirer correctement. Mes épaules se tenaient vers le haut au lieu d'être relâchées vers le bas. Mon menton et ma tête s'avançait vers l'avant au fur et mesure que je tentais de parler.

Ce type de mauvaises habitudes génère des tensions dans des zones essentielles pour le système phonatoire. Si vous avez la DS, je suppose que vous avez de fortes tensions au diaphragme, au cou et aux épaules. Votre posture est l'une des sources de ces tensions. Et ces mêmes tensions alimentent les contractions laryngées. Vous devez donc éliminer ces tensions afin de cesser de nourrir votre dysfonctionnement phonatoire, et le travail postural participera à cela.

La posture type des GDS

Sur le schéma ci-dessous, on observe des comportements qui sont à bannir dans le cadre de la thérapie :
– Épaules en avant ou/et vers le haut.
– Thorax avancé
– Tête et menton vers l'avant.
– Dos courbé
– etc...

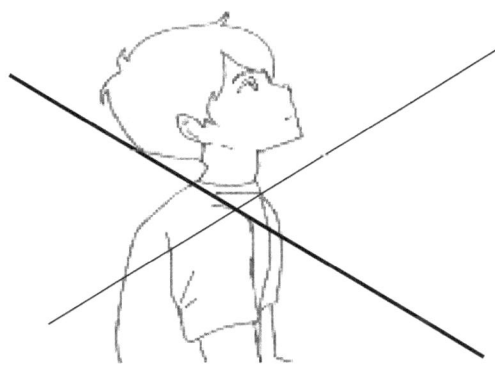

Pour ma part, en bon GDS, les tensions qui étaient situées derrière mon cou participaient à la mauvaise posture de ma tête. Malgré ma bonne volonté, je ne pouvais pas redresser ma tête. Celle-ci était dressée comme sur le croquis précédent.

Par conséquent, pour adopter définitivement la bonne posture et sortir du cercle vicieux des mauvaises positions, je dus d'abord prendre conscience de mes erreurs de posture.

Aujourd'hui, grâce au travail postural, ma tête se dresse désormais comme ceci :

- Epaules relâchées

- Menton vers l'arrière

- L'arrière du cou détendu et rallongé

- Meilleure posture de la tête

- etc…

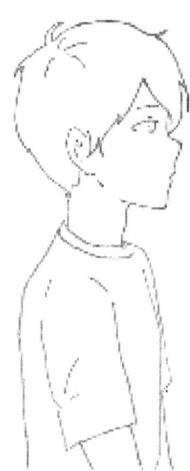

L'exécution du BON SON étant lié notamment à la posture et à la détente musculaire sur certaines zones, j'ai pu ainsi réaliser le BON SON et le répéter de manière intensive afin de reprogrammer mon cerveau.

130

Comment y suis-je parvenu ? Pour obtenir ce résultat, j'eus recours à :
- des séances chez un professionnel (kiné, ostéopathe, masseur...) ;
- un travail personnel intensif

Le travail d'un professionnel

Les séances avec un professionnel constitueront probablement une étape inéluctable dans votre processus de guérison. Pour ma part, je souhaitais un kiné ou un kiné-ostéopathe, car non seulement ce sont des personnes compétentes mais les séances sont remboursées par la sécurité sociale contrairement aux ostéopathes. J'avais demandé à mon médecin traitant une ordonnance pour un nombre illimité de séances chez un kiné. Ensuite j'ai recherché un kiné-ostéopathe en questionnant mon entourage. Par chance, une amie consultait un jeune kiné-ostéopathe de 28 ans fraîchement sorti de son école. Au vu de mes deux séances par semaine pendant 4 mois, un ostéopathe classique m'aurait coûté très cher.

Lors de ma première séance avec ce kiné-ostéopathe, j'ai formulé une demande très simple : des massages exclusifs sur mon cou et mes épaules durant deux séances par semaine. Avec beaucoup d'humilité et gentillesse, ce kiné-ostéopathe a accepté ma demande sans chercher à élaborer une autre stratégie.

Lorsque vous aurez trouvé un professionnel, il faudra lui expliquer votre requête en étant assez ferme et en même temps diplomate. Certains professionnels sont parfois réticents à ce type de demande car ils ne sont pas convaincus de la pertinence du votre souhait. Ils proposeront peut-être d'autres types de soin ou ils diminueront la fréquence des massages. Dans ce cas, insistez ! Expliquez que d'autres GDS ont guéri en intégrant ce type de massage dans le cadre d'une thérapie multidisciplinaire. Son travail doit impérativement se concentrer sur votre cou et vos épaules, deux fois par semaine.

131

Il est important que vous trouviez une personne compréhensive, qui accepte de vous aider et de vous accompagner dans votre processus de guérison. Son soutien sera d'ordre technique grâce à ses massages et ses conseils, mais aussi d'ordre moral.

Je suis très reconnaissant envers mon kiné-ostéopathe car non seulement il m'a largement aidé à supprimer des tensions musculaires, mais il m'a soutenu dans mon combat contre la DS.

Vous trouverez ci-dessous quelques exemples de l'aide que peut apporter un professionnel :

Base du cou sur le devant

A cause du cercle vicieux du forçage vocal, mon cou et mes épaules étaient extrêmement tendus. De fait, les premières séances furent douloureuses notamment quand il appuyait avec ses pouces sur les points de tension situés en bas du cou, juste au-dessus de la clavicule. La douleur était proportionnelle à l'intensité des tensions musculaires, ce fut par moments très désagréable. Au fur et à mesure des semaines, la douleur s'atténua car les tensions diminuaient grâce aux séances et aux étirements quotidiens.

Cervicales

Il me massait également à l'arrière du cou. Allongé sur le dos, les bras le long du corps, je sentais la paume de sa main sous ma nuque. Il malaxait les muscles le long des cervicales, de manière assez ferme. Cela me faisait grand bien car je sentais mes tensions s'apaiser à force d'être malaxé sur ces zones particulièrement tendues. A l'inverse du premier exercice (pression *du pouce au-dessus des clavicules*), ce soin était très plaisant, très relaxant, tel un bon massage.

Le cou

Ce soin n'était pas désagréable non plus. Il maintenait ma nuque avec sa main tout en tirant ma tête comme pour rallonger mon cou. Cet exercice m'étirait l'arrière du cou et participait à repositionner ma tête.

Les épaules

L'exercice suivant a participé au relâchement de mes épaules. En effet, elles étaient profondément tendues. Alors que j'étais toujours allongé sur le dos, il tirait mes épaules et mes bras vers mes jambes, tout en tenant ma tête. C'était agréable car je sentais l'étirement de muscles profonds, ce que je ne pouvais pas faire seul. Je sentais une forme de soulagement musculaire à mesure que les tensions situées à l'intérieur de mes épaules s'estompaient.

Les côtés du cou

J'inspirais et je bloquais ma respiration pendant qu'il étirait les côtés de mon cou afin de diminuer les tensions. Il tenait ma tête d'un côté et je devais en même temps pousser dans le sens inverse. Les muscles du côté où je poussais s'étiraient très doucement. Au bout de quelques secondes j'expirais enfin tout en relâchant mon cou pendant qu'il maintenait la pression sur ma tête. Pendant que je relâchais et que j'expirais, je sentais des muscles profonds s'étirer. Ce type d'étirement était compliqué à réaliser tout seul.

Les muscles laryngés

Il massait l'avant du cou, c'est-à-dire la zone située autour du larynx, avec le bout des doigts. C'était plaisant, sans doute parce que des tensions s'y étaient accumulées.

Les bienfaits

Après chaque séance, je ressentais un relâchement au niveau de mes épaules et de mon cou. Durant les 30 minutes de massage, le travail était ciblé sur les zones de tension qui alimentent la DS et qui empêchent de réaliser le BON SON. C'était simple et efficace.

Au fur et à mesure des séances, la position de ma tête s'améliorait :

l'arrière de mon cou se détendait et s'allongeait légèrement, ce qui permettait à ma tête de se redresser et à mon menton de rentrer vers l'arrière. Cela rendait la réalisation du BON SON (voir chapitre *Exercices vocaux*) beaucoup plus fluide. Cependant, afin d'optimiser ces résultats, je prolongeais ces soins par des étirements, réalisés seuls et au quotidien.

Un travail personnel intensif

Responsabilisez-vous !

Entre les séances avec ce professionnel, je faisais des exercices d'étirement afin de conserver les bienfaits des massages. Vous devez aussi travailler au quotidien afin d'obtenir des résultats ; surtout ne vous contentez pas des séances. La responsabilisation est essentielle dans votre rééducation. A l'instar d'un sophrologue ou d'un orthophoniste, un professionnel (kiné, ostéopathe, masseur...) peut vous accompagner vers un objectif fixé ; cependant le gros du travail est à réaliser par vous-même. Si vous ne faites rien entre les séances, si vous ne rentrez pas dans une dynamique d'étirements quotidiens, alors vous ne progresserez pas. N'attendez pas tout d'un professionnel de la santé, soyez votre propre médecin, ostéopathe ou sophrologue, etc…

Étirements de l'arrière du cou.

Avant de commencer les séances avec ce kiné-ostéopathe, j'avais consulté un autre ostéopathe à deux reprises. Celui-ci m'avait appris un exercice permettant d'étirer l'arrière du cou et de participer au repositionnement de la tête. J'ai fait cet exercice (voir schéma ci-dessous) 2 ou 3 fois par jour pendant 3 mois. Cet ostéopathe a été le premier à m'expliquer le positionnement trop avancé de ma tête et de mon menton. Comme cela pouvait constituer un facteur supplémentaire de tensions des muscles laryngés et donc des spasmes, il me fallait le rectifier notamment au moyen de l'exercice ci-dessous.

Gardez la tête baissée et relâchée vers le bas pendant 1 minute environ. Le simple poids de votre tête va étirer l'arrière de votre cou. Votre dos ne doit pas être trop courbé ni trop droit. Trouvez un juste milieu afin que l'arrière du cou s'étire. Ne faites pas cet exercice trop longtemps, juste une minute environ, pas plus, 2 ou 3 fois par jour maximum. Mon ostéopathe m'invitait à ne pas abuser de cet exercice à cause des cervicales. Rassurez-vous, si vous le faites de manière mesurée, ce sera très bénéfique pour vous, comme ce le fut pour moi.

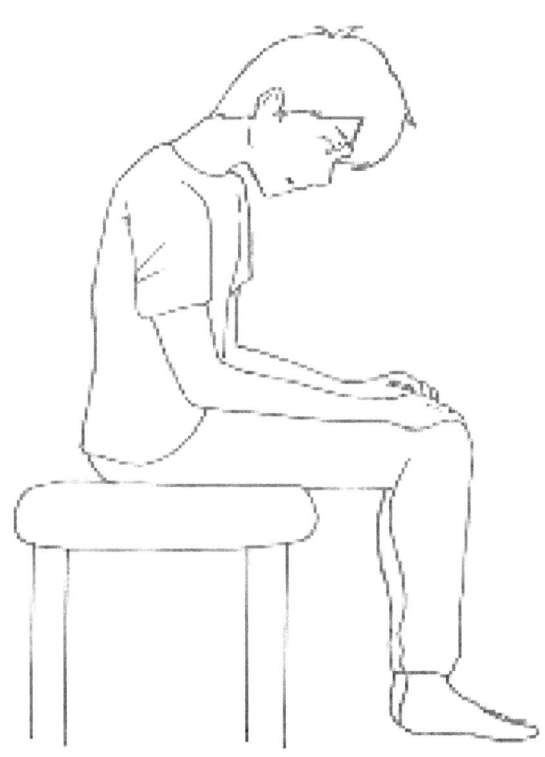

Étirement sur les côtés du cou et des épaules.

Les tensions sur les côtés de mon cou étaient importantes, je penchais difficilement ma tête, que ce soit à droite ou à gauche. Les muscles de mon cou étaient tendus et je suppose que c'est la même chose pour vous. L'exercice suivant vous permettra d'étirer les côtés de votre cou ainsi que vos épaules. Il faut le faire 4 ou 5 fois par jour, et même davantage si vous le pouvez. Voici les croquis de l'exercice :

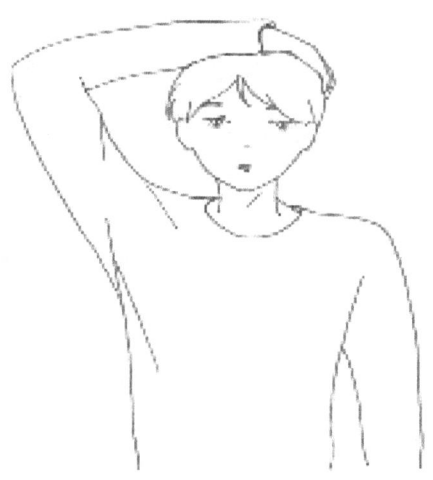

Explications : Simultanément, tirez très légèrement votre tête avec votre main et poussez en sens inverse avec votre tête, prenez une inspiration et retenez-vous d'expirer pendant une dizaine de secondes, tout en étirant le côté de votre cou. Lorsque que vous sentez vos muscles qui s'étirent, maintenez la pression durant une trentaine de secondes et puis expirez en relâchant tout. Alternez les côtés du cou afin de réaliser au moins deux étirements de chaque côté.

Soyez assidu

Si vous sentez des tensions dans votre zone cou-épaule, alors soyez particulièrement assidu sur ces deux exercices. Le temps quotidien exigé est seulement d'environ 15 minutes puisqu'il faut réaliser 4 ou 5 séances par jour et que chaque séance dure 2 ou 3 minutes. Votre assiduité au travail d'étirement est déterminante dans vos progrès vocaux. Les effets positifs de vos étirements sur votre voix seront indéniables, à condition d'une pratique quotidienne.

Conclusion sur le travail de posture

Les massages avec un professionnel et les étirements à la maison constituent l'une des étapes fondamentales de votre rééducation. Ce travail s'inscrit comme un complément incontournable dans votre processus de guérison. Votre posture de tête s'améliorera, les tensions dans votre cou et dans vos épaules diminueront, votre corps adoptera de nouveaux comportements car certaines tensions disparaîtront. Vos exercices vocaux seront fluidifiés, ils seront plus justes et plus faciles à faire.

Vous devez voir un professionnel deux fois par semaine pendant quelques mois (entre 4 et 6 mois). Et vous devez vous étirer au quotidien afin d'éliminer les tensions dans les muscles situés dans le cou et les épaules.

La respiration constitue également un facteur important dans la détente musculaire. Comme il est central dans le système phonatoire, j'en ai fait le deuxième axe de votre rééducation.

Partie 2
R comme Respiration

La respiration est un élément central dans votre thérapie. En effet, un dysfonctionnement respiratoire représente un terrain très propice à certains troubles de la parole, dont la DS. Évidemment, ce problème récurrent chez les GDS n'est pas le fruit du hasard.

Et réciproquement, une respiration de qualité (respiration ventrale) est un facteur prépondérant dans votre thérapie et dans votre développement personnel. Que ce soit durant votre prise de parole ou non, vous devrez apprendre à respirer par le ventre afin de diminuer certaines tensions et afin de construire votre nouvelle voix : la soufflerie constitue l'énergie essentielle de la phonation. Vous devrez commencer par travailler votre respiration abdominale avant de travailler votre voix.

Dans un premier temps, voici une explication générale de la respiration - qui sera peut-être un simple rappel pour certains d'entre vous- car il est nécessaire de comprendre le processus respiratoire afin de visualiser les principaux mouvements internes. Cette prise de conscience est un atout dans la thérapie ; elle vous aidera à installer une respiration saine et productive.

Le processus de la respiration

La respiration est un acte végétatif : nous l'effectuons sans réfléchir. Elle est la seule fonction vitale dépendante du système neurovégétatif que l'homme puisse maîtriser. La respiration permet d'approvisionner l'organisme en oxygène et de le libérer du dioxyde de carbone. Elle participe à la régulation du système nerveux et de la circulation sanguine. Certaines caractéristiques sont très intéressantes dans le cadre de votre thérapie puisque la respiration devient une porte d'entrée vers d'autres fonctions (relâchement musculaire et psychologique, reprogrammation...)

Rappelons les deux grandes phases de la respiration :

L'inspiration

La contraction du diaphragme et des muscles intercostaux génère l'inspiration grâce à une dépression dans les poumons qui provoque l'entrée de l'air. Le diaphragme est, normalement, le muscle principal du système respiratoire. Il est situé au-dessous des poumons. Les muscles intercostaux sont situés entre les côtes. Ils contribuent à l'inspiration de manière mesurée sauf dans certains cas de troubles de la voix.

L'expiration

Le relâchement de certains muscles, notamment celui du diaphragme, génère une diminution de la capacité volumique des poumons, ce qui provoque l'expiration. La qualité de l'expiration est dépendante de la qualité de l'inspiration car ce sont les muscles contractés lors de l'inspiration qui vont permettre l'expulsion de l'air. Ce point de détail est essentiel dans le cadre de votre thérapie.

Il existe deux types de respiration :

La respiration thoracique et la respiration abdominale. Pour l'immense majorité des GDS, la première domine largement la deuxième. L'objectif pour vous sera de parvenir à inverser cette tendance car la respiration thoracique est largement responsable des spasmes laryngés.

La respiration thoracique

En théorie, l'inspiration doit s'effectuer grâce au diaphragme ; c'est pourquoi on l'appelle respiration abdominale. Le diaphragme s'abaisse et augmente la pression abdominale. Avec une ceinture abdominale relâchée, le ventre devrait alors gonfler lors de l'inspiration.

Si l'inspiration est forcée, alors certains muscles accessoires s'activent et l'inspiration thoracique remplace l'inspiration abdominale. On observe alors un mouvement d'élévation des épaules. C'est malheureusement le cas des GDS dont l'inspiration principale se fait au niveau thoracique. Cela participe à la création de tensions dans certains muscles du cou et des épaules.

Les dangers de la respiration thoracique

Les scalènes postérieurs, antérieurs et moyens sont des muscles qui relient les vertèbres cervicales aux premières côtes. Le muscle scalène est un muscle situé sur le côté du cou, derrière le muscle sterno-cléido-mastoïdien. Si l'inspiration se fait principalement au niveau thoracique alors ces muscles se contractent de manière répétitive. Ils élèvent les premières côtes, ils tirent sur les cervicales et les compressent limitant ainsi leur mobilité et irritant leurs facettes articulaires. Leurs contractions répétées, à savoir 18 000 fois par jour, peuvent les rendre symptomatiques (douloureuses) et les scalènes vont s'hypertrophier, c'est-à-dire grossir.

Le plexus brachial (les nerfs qui descendent dans le bras et son artère) passe entre le scalène antérieur et moyen et il passe aussi entre la clavicule et la première côte. L'hypertrophie des scalènes et l'élévation répétée de la première côte va favoriser la compression et le manque de mobilité du plexus brachial. Pour couronner le tout, ce plexus brachial passe également sous le pectoral mineur qui lui aussi est un muscle accessoire de l'inspiration.

En clair, une inspiration thoracique augmente de manière significative les probabilités de développer des tensions dans certains muscles liés à la respiration et à la phonation. Cette respiration haute favorise les dysfonctionnements et peut entraîner un forçage vocal. Par conséquent les facteurs de la DS sont multipliés.

Cette respiration thoracique a pu être amplifiée lors d'un événement d'ordre psychologique ou viral. Les causes diffèrent selon les cas mais le résultat reste le même chez l'immense majorité de GDS : un blocage du diaphragme.

Au début de ma DS, mon ventre ne bougeait pas lorsque je respirais. Les muscles permettant le mouvement naturel de ma respiration ventrale étaient trop tendus. Mes abdominaux restaient immobiles lors de l'inspiration et de l'expiration. A contrario, mon thorax bougeait au rythme de ma respiration. Je sentais mes épaules remonter à chaque inspiration et redescendre à l'expiration. C'est sans doute votre cas si vous avez la DS mais heureusement vous pouvez modifier votre comportement respiratoire en installant progressivement la respiration abdominale.

La respiration abdominale

Pour une bonne respiration abdominale, il vous faut contracter le diaphragme, situé entre les poumons et les organes digestifs. Le diaphragme en s'abaissant pousse les organes digestifs vers le bas et ce faisant, tire les poumons qui se remplissent. Le ventre relâché se gonfle tandis que les épaules et le torse restent immobiles. Puis vous rentrez le ventre, les organes reprennent leur place, repoussant vers le haut le diaphragme qui se relâche, vidant ainsi les poumons qui expulsent l'air ; c'est l'expiration abdominale.

On respire de cette manière lorsqu'on dort et aussi lorsqu'on est bébé. A l'âge adulte, la respiration thoracique remplace généralement la respiration ventrale, ce qui est dommageable car l'une génère des tensions alors que l'autre est saine pour le corps et l'esprit. Le GDS devra donc apprendre à retrouver et mettre en place cette respiration abdominale afin de bénéficier de ses bienfaits qui sont nombreux.

Les bienfaits de la respiration abdominale

Une fonction de relâchement
Cette technique permet en effet :
– d'évacuer les déchets gazeux présents dans l'organisme
– de réguler le rythme cardiaque
– de diminuer considérablement le stress et les angoisses
– de favoriser l'oxygénation des cellules et du sang
– de ressentir un état de bien-être et de sérénité
– de stimuler la production d'endorphines
– ou encore d'activer les canaux nerveux

Pourquoi ? Comment ?

Notre système nerveux périphérique est constitué de 2 grands réseaux : un système nerveux dit somatique qui nous met en relation avec l'extérieur (transmission des informations sensorielles au cerveau, commande volontaire musculaire…) et un système nerveux dit autonome qui régule automatiquement les fonctions internes vitales (rythme cardiaque, digestion, etc…). La respiration relève des 2 systèmes : elle peut être automatique mais aussi volontaire. La respiration va donc nous permettre d'agir *volontairement* sur le système nerveux autonome.

Le système nerveux autonome se compose lui-même d'un système nerveux sympathique et d'un système nerveux parasympathique. Pour schématiser, on peut dire que le système sympathique met en état d'alerte l'organisme, il *accélère* les fonctions vitales (décharge d'adrénaline, accélération du rythme cardiaque, hausse de la tension artérielle …) Le système nerveux parasympathique, au contraire, *freine* l'organisme (ralentissement du rythme cardiaque et de la tension artérielle, relâchement musculaire…), tout en facilitant la digestion ; il permet de se calmer, de se relaxer, de récupérer et de se régénérer. Ces 2 systèmes nous sont essentiels, il ne faut donc pas que l'un prenne le pas sur l'autre ; il nous faut trouver un équilibre entre les 2. Or, il y a fort à parier que chez les GDS, le système nerveux sympathique soit largement sollicité, au détriment du parasympathique. La respiration abdominale par le mouvement du diaphragme qui a un effet relaxant tant sur les organes digestifs que sur le plexus solaire est l'une des meilleures façons de stimuler ce système parasympathique.

Notre état émotionnel et notre respiration sont directement liés. Notre vie intérieure influence notre respiration mais l'inverse est également possible. Notre respiration influe sur notre état émotionnel et c'est l'un des points qui nous intéresse dans le cadre de la thérapie. Lorsque le niveau d'anxiété augmente, la respiration se modifie. Elle devient plus rapide, ce qui aggrave la situation en alimentant les symptômes anxieux. A contrario, si nous installons une respiration abdominale par la volonté, alors le niveau d'anxiété diminue. L'état de stress étant un facteur amplificateur des spasmes, les GDS peuvent utiliser cette technique pour diminuer ce facteur et donc le symptôme.

Et ces bienfaits vous aideront pour votre rééducation : en gagnant de la sérénité, vous serez plus efficace dans votre thérapie car celle-ci exige de la concentration, de la patience et de l'implication.

Ensuite cette technique vous aidera à vous reconnecter à vous-même. La respiration est une passerelle entre le corps et l'esprit. Par conséquent vous pourrez également soigner partiellement le facteur psychologique de la DS via un travail d'introspection grâce à la respiration.

Une fonction de soufflerie

La respiration abdominale est fondamentale pour les exercices vocaux !

La respiration abdominale est essentielle dans le cadre de la thérapie pour une autre raison qui est primordiale : le BON SON est généré par l'expiration abdominale. Celle-ci est la continuité de l'inspiration abdominale. Ces deux phases constituent la respiration abdominale, c'est-à-dire le va-et-vient de votre ventre.

Effectivement la soufflerie qui crée le BON SON est réalisable uniquement par le travail du diaphragme. Lors de l'inspiration le ventre rentre à l'intérieur, le thorax ne bouge pas et les épaules restent relâchées. Lors de l'expiration, le relâchement du diaphragme compresse les poumons qui expulsent l'air dans l'appareil phonatoire. Grâce à cette soufflerie abdominale, votre système sonore pourra générer un son qui associe, d'une manière subtile, le larynx et la résonance des cavités nasales. La projection du son pourra monter au niveau des fosses nasales à l'inverse de la respiration thoracique qui projette du son au niveau de la gorge. Lors de la création du BON SON, le ventre rentre doucement afin que la soufflerie effectue sa tâche.

Quelques exemples ?

Nous avons vu au cours du premier chapitre que dans certaines situations nous pouvions produire du son malgré la DS.

Il en est ainsi du chant

Il est certainement l'exemple qui vous sera le plus facile à vérifier. Lorsque vous chantez, posez la main sur le ventre et constatez que votre respiration abdominale s'enclenche naturellement. Elle devient plus ample, plus profonde, plus puissante. Le souffle partant de plus loin, votre coordination pneumo-phonatoire s'améliore également. L'air du thorax, qui favorise les spasmes, cesse d'alimenter votre système phonatoire. Le dysfonctionnement entre votre respiration et vos cordes vocales, qui est un facteur de la DS, s'estompe naturellement. Votre soufflerie fonctionne alors comme elle devrait le faire lors de la parole.

Il en est ainsi de la colère

En exprimant spontanément ce sentiment profond, les comportements phonatoires vont se modifier car la respiration abdominale se débloque temporairement. Le diaphragme se remet au travail le temps de l'expression sans filtre de la colère. La respiration abdominale est alors plus puissante. Comme pour le chant, la soufflerie envoie plus d'air et l'air du thorax cesse d'alimenter vos cordes vocales. Votre coordination pneumo-phonatoire s'améliore le temps du lâcher de la colère et donc de ce lâcher prise.

Il en est ainsi du rire

La première raison est le déblocage temporaire du diaphragme qui devient alors le moteur de votre système phonatoire. Mettez votre main sur le ventre lorsque vous riez vous allez sentir le travail de votre diaphragme se faire de manière intense. La deuxième raison que nous aborderons dans la 3e partie « R comme Résonance », c'est que la création du son se fait dans le masque et non dans la gorge. Ceci n'est possible que si le diaphragme fait son travail. La respiration thoracique ne permet pas de créer le son dans le masque. Or, les GDS ont une respiration thoracique lors de la parole, ce qui alimente les contractions. Et la troisième raison, c'est le lâcher prise. Comme pour la colère, l'inhibition cesse le temps du rire.

En résumé, à l'inverse du diaphragme, certains muscles respiratoires (comme les muscles inters-costaux) doivent rester inactifs et les épaules doivent être relâchées. La respiration thoracique génère des tensions laryngées et amplifie la voix de gorge qui contribue à la DS. Vous devez remplacer cette respiration thoracique par la respiration abdominale. Pour ce faire, il existe des exercices très simples à réaliser quotidiennement.

Exercices pour la respiration abdominale

1er exercice

Allongez-vous et posez une main sur votre ventre et l'autre main sur le thorax. Inspirez doucement par le nez en gonflant le ventre sans bouger le thorax et les épaules. Seul le ventre doit bouger. Et puis expirez par la bouche en rentrant le ventre. Faites ceci une vingtaine de fois (ou même plus) en étant conscient de votre respiration ventrale, en vous concentrant sur le mouvement de va-et-vient de votre ventre.

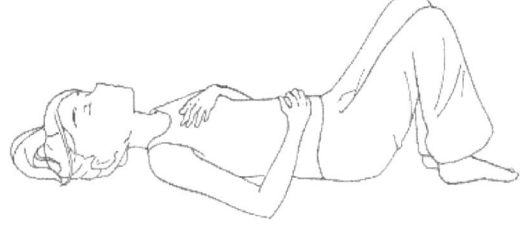

Lors des premières séances, il est probable que vos épaules et votre thorax bougent davantage que votre ventre. C'était mon cas au début de ma DS : lors de cet exercice, mon ventre ne bougeait presque pas contrairement à mon thorax. Ne vous inquiétez surtout pas car ceci est modifiable avec de la pratique. Restez juste concentré sur le mouvement du ventre afin d'enregistrer progressivement cette manière de respirer.

Puis lorsque vous serez à l'aise avec cet exercice, faites-le sans vos mains. Laissez les bras relâchés le long du corps et allongez l'expiration au maximum. Restez concentré sur les mouvements du ventre.

Faites cet exercice dans votre lit juste avant de dormir

D'abord le cerveau enregistre mieux les informations reçues juste avant de se coucher. Cette nouvelle manière de respirer se gravera plus facilement dans votre corps et votre esprit si vous la pratiquez peu de temps avant le sommeil.

De plus, la respiration abdominale génère un effet relaxant très propice au sommeil. Il permet de lâcher prise, ce qui va favoriser votre sommeil et lui offrir une meilleure qualité. Un bon sommeil est très précieux dans la période de rééducation car l'apprentissage de votre nouvelle voix s'effectue la journée via les exercices mais aussi la nuit grâce au travail nocturne de votre cerveau. Effectivement lorsque vous dormez votre cerveau valide les acquis de la journée.

2ème exercice

Asseyez-vous sur une chaise, posez une main sur votre cuisse et l'autre main sur votre ventre. Inspirez par le nez et expirez par la bouche en allongeant l'expiration. Concentrez-vous sur le va-et-vient de votre ventre. Vos épaules et votre thorax doivent rester immobiles. Vous pouvez faire cet exercice quelques minutes, dès que possible. Pour ma part, je le faisais entre 5 et 10 fois par jour.

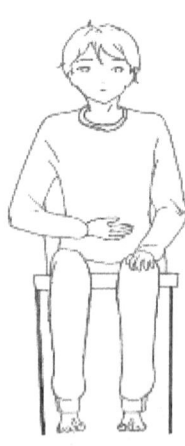

Pratiquez toute la journée

La respiration abdominale peut se faire consciemment à tout moment de la journée. Si on n'a pas la place de s'allonger, il suffit de se concentrer sur sa respiration abdominale. Les occasions sont multiples : en voiture, dans les transports en commun, en marchant, dans une file d'attente, au travail, sous la douche, en cuisinant...etc. Pratiquez dès que vous pouvez afin d'ancrer progressivement la respiration ventrale.

Une fois encore, cette technique constitue l'un des éléments du BON SON. La mise en place de cette respiration permettra la réalisation correcte des exercices vocaux. Prenez-en conscience afin de ne pas négliger cette étape qui est parfois sous-estimée. J'ai réalisé des séances individuelles avec des GDS qui n'avaient pas commencé ce travail. Le BON SON était alors très difficile à réaliser car la soufflerie n'était pas suffisamment ventrale. Soyez assidu à ce travail afin d'optimiser vos chances de guérison.

Partie 3
R comme Résonance

Afin de mieux comprendre en quoi consiste cette résonance, je vous invite d'abord à revenir sur l'exemple du chant. Nous avons vu dans la partie précédente « R- comme **R**espiration », le rôle que jouaient l'expiration abdominale et le diaphragme dans cet acte, nous n'y reviendrons donc pas. Mais le chant mobilise bien plus que le diaphragme.

Et d'abord, il requiert une posture adéquate, cette posture que nous avons évoquée dans la première partie « R- comme Relâchement » et que les chanteurs adoptent spontanément : tête et menton légèrement en arrière, ce qui est bon pour la voix : souvenons-nous que l'avancée du menton lors de la prise de parole est un facteur de tension des muscles laryngés. Lors des stages je dis souvent aux GDS d'adopter la posture d'un chanteur d'opéra : épaules relâchées vers l'avant, menton en arrière, tête en arrière, etc… Chez de nombreux GDS les tensions aux épaules et au cou sont tellement fortes que la mise en place de la bonne posture leur paraît impossible à adopter et leur chant s'en trouve altéré.

Ensuite et surtout, lorsque l'on chante, l'imaginaire de la voix est placé plus haut alors que la note est plus basse : le cerveau visualise la création du son dans le masque (= nez + bouche) tout en redescendant la note. Ce comportement est LA base importante pour réaliser le BON SON. Pour le trouver, il faut donc **une bonne posture, une respiration abdominale, une voix dans le masque et une note grave.**

151

Pour mieux saisir cette notion d'imaginaire dans le masque, prenons un deuxième exemple. Nous avons également évoqué, dans le chapitre 1 « La dysphonie », une situation qui handicape nombre de GDS. En effet, le téléphone est devenu incontournable car il est un vecteur de lien social, qu'on le veuille ou non. Or, vous n'utilisez probablement plus ou très peu ce moyen de communication parce que votre voix est devenue quasiment inaudible au téléphone. Pourquoi ?

Votre voix de gorge, celle qui génère les spasmes, descend davantage lors des conversations téléphoniques. Tout le monde descend la voix dans la gorge au téléphone mais ce phénomène inconscient est catastrophique pour les GDS parce que les spasmes se nourrissent de cette voix de gorge. Les contractions s'intensifient à mesure que l'on descend dans la gorge, à mesure que l'imaginaire de la voix descend. Grâce à la rééducation, vous allez reprogrammer votre cerveau pour que l'imaginaire de votre voix remonte afin qu'elle se situe au niveau de votre masque (= nez + bouche). Ainsi le téléphone ne sera plus un problème. Lorsque vous aurez intégré définitivement le BON SON, le dysfonctionnement phonatoire ne sera plus amplifié durant l'échange téléphonique. Et quand le nouveau comportement vocal sera mis en place, alors vous resterez des heures au téléphone sans la moindre gêne. A cet effet, je me propose maintenant de vous expliquer ce travail vocal et les exercices afférents.

Travail vocal

75% du temps thérapeutique sont consacrés aux exercices vocaux. Et 25% sont liés à des disciplines qui vont, en partie, vous permettre de réaliser ce travail vocal avec justesse. La détente musculaire de la zone cou-épaules, ainsi que la respiration ventrale sont deux grands axes de travail. Ils ont pour objectif de mettre en place les bonnes conditions corporelles permettant la pratique des exercices vocaux. Sans un minimum de respiration abdominale ou un minimum de détente musculaire il est impossible de réaliser le BON SON. Et tous les exercices vocaux s'appuient sur le BON SON.

Une fois les conditions corporelles réunies, vous devrez apprendre à réaliser les exercices vocaux avec justesse, ce qui demande parfois du temps. Quelques pages plus loin, je présenterai des exercices complexes à comprendre : certaines subtilités sonores sont difficiles à transcrire par écrit. Par conséquent, l'accompagnement personnalisé est fortement recommandé pour corriger vos erreurs tant sur le son lui-même que sur la méthode pour y parvenir. Certains pièges sont fréquents, il faut donc savoir les reconnaître afin de les éviter.

Il est fréquent de pratiquer le humming de la mauvaise manière car certains sons ressemblent au BON SON. Il faut être certain de ne pas s'entraîner avec une mauvaise technique. Assurez-vous de pratiquer correctement les exercices vocaux, c'est très important. Que ce soit avec moi ou avec d'autres anciens GDS, soyez accompagné si vous le pouvez afin d'être éventuellement corrigé, surtout au début de la thérapie. Si vous ne progressiez pas à cause d'une mauvaise technique, ce serait néfaste pour votre dynamique. Vous pourriez être démotivé et abandonner la rééducation pour de mauvaises raisons.

Durant tous ces mois de travail vocal, vous allez modifier votre phonation, c'est-à-dire changer la manière de créer le son. Le système phonatoire est très complexe mais je souhaite vous expliquer ses principaux mécanismes. Une visualisation de votre système phonatoire vous sera utile dans le cadre de la rééducation vocale.

La phonation

Le mécanisme phonatoire se compose de l'appareil respiratoire, des cordes vocales et des résonateurs. A l'origine de l'homme, tous ces éléments du corps humain possédaient un rôle autre que celui de la parole. Ces organes servaient notamment à la fonction respiratoire, ce qui est encore le cas aujourd'hui.

L'appareil respiratoire fonctionne comme un soufflet en fournissant l'énergie de départ sous forme d'un souffle d'air. Les cordes vocales agissent comme un générateur de sons. Pour la production des consonnes, la langue, les lèvres et les dents interviennent aussi et transforment ce souffle d'air en énergie sonore. Et les résonateurs permettent d'amplifier et d'améliorer cette énergie sonore.

Le mécanisme phonatoire est comparable à un instrument de musique. Tout instrument comporte l'équivalent de ces trois composantes : un fournisseur primaire d'énergie (le souffle ou une baguette sur la peau d'un tambour par exemple), un générateur d'énergie sonore (les vibrations de la peau du tambour ou des cordes d'un violon) et un amplificateur d'énergie sonore (la caisse d'un tambour ou d'un violon).

Dans la phonation, tout débute par l'action des poumons qui libèrent, à un rythme qui est sous le contrôle volontaire du locuteur, un souffle d'air qui passe par la trachée et traverse le larynx. Le larynx transforme alors le souffle en son glottique (ou laryngé). Le larynx est un organe constitué de cartilages réunis entre eux par des ligaments et des muscles. Dans le cas des GDS, ces muscles se contractent de manière anarchique.

Les cordes vocales, qui sont logées dans le larynx, sont des fibres musculaires contrôlées par des muscles qui ont comme fonction de les tendre, de les dilater, de les rétrécir ou encore de les allonger. Après une injection de toxine botulique, dans le cas de dysphonie spasmodique en adduction, la plasticité de ces muscles est largement diminuée.

Selon le type d'action des muscles et des cartilages sur les cordes vocales, l'espace entre elles peut être plus ou moins large, ou complètement fermé. C'est dans cet espace que passent les souffles d'air produits par l'expiration. On appelle glotte cette zone entre les cordes vocales. Lorsque la glotte est largement ouverte, elle permet la respiration et aucun son n'est engendré. Lorsqu'elle n'est que faiblement ouverte, elle produit le chuchotement. Quand elle est complètement fermée, il y a phonation.

Le diaphragme, l'ensemble des cartilages et des muscles vocaux sont subtilement articulés les uns aux autres afin de régler l'ouverture et l'accolement des cordes, le passage et le débit de l'air, et la fréquence des vibrations.

Malgré un mécanisme de phonation identique, chaque personne possède une voix différente et unique. Cette diversité s'explique par les résonateurs. Ces organes permettent d'amplifier et d'améliorer le son laryngé afin de donner de la voix. Les différents résonateurs de la voix sont le pharynx, la cavité buccale et les fosses nasales. Un type de résonateur va particulièrement nous intéresser dans le cadre de la rééducation. Il s'agit des cavités nasales.

Trouvez le BON SON à travers la résonance

En travaillant avec des gens atteints de la DS, j'ai remarqué la difficulté et le danger de cette étape qui est si cruciale. Je leur demande de trouver une chose vague et abstraite, à savoir un son nasal qui fait vibrer les lèvres et le nez, un son qu'il va falloir réaliser en boucle durant des mois. Ce son n'est pas juste une note, c'est une façon de faire résonner la voix dans le masque, il est le résultat d'un processus vocal qui part du ventre et finit dans les cavités nasales pour créer ainsi de petites vibrations au niveau du nez et des lèvres. La vibration de ces derniers constitue votre meilleur indicateur : vos doigts posés sur les lèvres vous diront si vous êtes sur le bon chemin. A force de répétions, vous n'aurez plus besoin de vos doigts pour sentir les vibrations, vous sentirez naturellement la bonne coordination vocale.

Soyez attentifs

Tout ce travail demande de prêter une attention très fine à vos sensations corporelles. Vous devez observer ce qui se passe dans votre ventre, dans votre gorge, dans votre cou, dans votre tête. Concentrez-vous sur votre corps, sur les vibrations lors la prise de parole, observez les comportements concernant l'ensemble de votre corps. A la longue, votre instinct vocal s'aiguisera. Vous devez chercher un son qui est légèrement différent selon chacun, vous ne pouvez pas copier le son d'un autre, la démarche est plus subtile que cela. Chaque personne réalise son propre BON SON. Heureusement, il existe des techniques pour aider à le reconnaître (voir *exercice n°4*).

Cherchez la bonne note

La répétition du BON SON doit être réalisée avec cette bonne note qui n'est qu'approximativement la même pour tous. Cette note est très basse et en même temps elle permet d'élever l'imaginaire de la voix et de créer le son au niveau du nez. Cette note basse permet de remonter le niveau de la voix. A contrario, les notes plus hautes vont générer une voix qui aura tendance à descendre vers la gorge. Le piège insidieux se trouve dans la confusion de la note et de l'imaginaire de la voix. Alors que dans le même temps l'imaginaire de votre voix doit s'élever au niveau du nez, c'est pourquoi on l'appelle « une voix de masque », vous devez émettre un son un peu dans les graves. Vous devez rester vigilant sur ce point car la différence entre la note et l'imaginaire de la voix est très subtile.

Lors des séances individuelles, je remarque à quel point il est difficile de garder cette note. L'expression de nos sentiments fait varier les notes, la joie les fait monter alors que la tristesse les fait descendre. La bonne note génère une intonation terne, monotone. Dès lors que le patient se laisse influencer par certains sentiments, alors la bonne note est aussitôt perdue, générant une note plus haute et par conséquent une voix qui redescend vers la gorge, ce qui est mauvais. Soyez extrêmement vigilant à ces variations de note, vous devez garder à tout prix cette note tout en maintenant cette voix créée avec les vibrations dans vos cavités nasales.

L'imaginaire de la voix : un atout supplémentaire pour vous

Ne négligez pas l'impact de l'imaginaire sur votre comportement vocal. Le corps met en place de manière très progressive ce que le cerveau lui suggère. Vos pensées donnent, dans une certaine mesure, des indications aux cellules de votre corps. Ces directives reçues par votre corps doivent devenir un atout pour vous.

Vous devez imaginer votre voix au niveau de votre tête et surtout pas au niveau de la gorge, ce que font les GDS qui imaginent et placent leur voix dans la gorge.

Ce qu'il faut retenir ici, c'est l'effet désastreux de situer l'imaginaire de votre voix dans la gorge. C'est

un puissant vecteur de la DS. Il faut absolument casser cette mauvaise habitude et pour ce faire, vous devez en prendre conscience, vous devez sentir à quel point vous concentrez votre attention au mauvais endroit. En montant l'imaginaire de votre voix, votre cerveau va donner progressivement de nouvelles informations à votre corps. Cela participera à la création de votre nouvelle voix, celle qui n'est pas créée dans la gorge, celle qui se situe au niveau du nez, celle qui vous sortira de la DS.

Bannissez la voix de gorge

La voix de gorge est à bannir absolument, mais pour cela il vous faut l'identifier, c'est-à-dire en prendre conscience. A force d'observer vos sensations vocales, vous pourrez reconnaître la voix de gorge. Vous identifierez les situations où celle-ci revient malgré vous. Je pense notamment au téléphone : dans ce contexte, la voix de gorge est alors amplifiée à cause de l'imaginaire de la voix qui se situe trop bas parce que votre cerveau projette le son vers la partie basse du téléphone ou bien vers le micro.

Le chant génère un comportement contraire au téléphone parce que votre imaginaire vocal se situe plus haut, de manière plus éclatée, plus lointaine. Le son est alors projeté, relâché.

Ne projetez pas vos mots, sortez-les doucement

Vous devez également faire attention à ne pas projeter brutalement les sons ou les mots. Le son sera plus fluide si le diaphragme laisse sortir doucement l'air et les mots. Lorsque la sortie du son est trop brutale alors les spasmes s'intensifient, généralement accompagnés d'une avancée du menton.

Après le « humming » parlez doucement et maîtrisez les mauvais réflexes. Parlez lentement dans la continuité du humming. Évidemment vous serez tenté d'accélérer le rythme de votre parole mais devez accepter de diminuer votre débit de mots et d'idées. On observe souvent que les sons projetés trop brutalement sont générés par l'air du thorax, ce qui est contre-productif pour vous.

Coordonnez l'expiration et le début du son

Une majorité de GDS ont une mauvaise coordination pneumo-phonatoire. En théorie, la création du son devrait commencer dès le début de l'expiration via un mouvement du diaphragme. Malheureusement la prise de parole chez les GDS débute après que le diaphragme a déjà expulsé de l'air. C'est alors une expiration thoracique qui remplace l'expiration abdominale.

Comme je l'ai expliqué dans le chapitre 1 *La dysphonie spasmodique*, lorsque l'expiration est thoracique certains facteurs de la DS sont alimentés. La prise de parole doit se faire pendant l'expiration abdominale. Le BON SON nécessite cette bonne coordination entre l'expiration et la création du son.

La réalisation de l'exercice n° 7 (voir dans quelques pages) vous aidera à mettre en place ces bons réflexes.

Gare à vos émotions

Certaines situations amplifient parfois cette voix de gorge, je pense aux situations où l'on souhaite cacher ses émotions. Un commercial, un avocat ou un enseignant filtrent leurs émotions afin que leur voix exprime de la conviction, de l'autorité ou de la confiance. Leur voix essaie également de gommer leurs peurs, leurs doutes, leur tristesse et autres sentiments indésirables qui sont jugés contre-productifs, honteux... La voix de gorge est alors plus profonde car les émotions sont enterrées dans le larynx.

D'une manière générale, la mauvaise circulation des émotions ou le rejet de vos sentiments enfoncent votre voix dans la gorge. Je précise que votre capacité à accepter vos émotions ne dépend pas de votre volonté. Votre corps a enregistré durant une période de votre vie le message suivant : « ne pas souffrir, ne pas laisser passer certaines émotions, etc… ». C'est gravé

159

dans votre corps, votre mental est impuissant face à certains logiciels implantés dans votre cerveau. Heureusement, il existe des disciplines pour reprogrammer progressivement cela, je pense à la sophrologie, à la méditation ou à la psychanalyse. Une meilleure circulation des émotions génère une meilleure fluidité de la parole ou du son.

Acceptez votre nouvelle voix

Durant les premiers mois, vous ferez ce son consciemment à travers différents exercices. Ensuite, à condition d'un travail quotidien durant des mois, votre cerveau va reprogrammer votre voix, les spasmes vont s'estomper progressivement et une voix différente prendra place. Vous aurez l'impression qu'elle sera « étrange » ou « bizarre » mais surtout acceptez- la, vous vous y habituerez. Durant les mois de travail vocal, votre voix vous paraîtra différente, et peut - être désagréable à l'écoute mais ce n'est qu'une illusion. Vous devez comprendre que votre oreille interne ne perçoit pas votre voix telle que les gens la perçoivent. Ne vous fiez pas à vos impressions, votre nouvelle voix sera différente mais surtout pas ridicule, d'ailleurs les gens y seront indifférents. Vous devez passer par là pour guérir, alors persistez.

La répétition intensive des exercices, un vecteur de progrès. Vous devrez effectuer les exercices développés dans ce chapitre tout au long de la journée car de votre assiduité dépendra votre guérison.

En réalisant le BON SON en boucle, votre cerveau va recevoir un message de votre part « voilà comment je veux parler, voilà comment créer le son désormais ». Votre cerveau va enregistrer et reprogrammer petit à petit cette nouvelle coordination pneumo-phonatoire. Ce nouveau processus de création du son va s'inscrire dans le corps et le cerveau. Progressivement le mode conscient sera remplacé par un mode automatique. Les spasmes vont alors s'estomper petit à petit, la DS ne sera plus alimentée par de mauvaises habitudes pneumo-phonatoires. Vous allez sortir progressivement du cercle vicieux de la DS et vous devrez éviter d'y retourner afin que les contractions diminuent et disparaissent complètement.

ATTENTION : malgré la lecture de ce livre, les séances d'accompagnement restent essentielles !

Sans un accompagnement individuel, du moins au départ, les exercices vocaux sont parfois complexes à interpréter. Une simple lecture du livre aide à la compréhension, mais certaines subtilités ou sensations doivent être comprises avec exactitude et demandent de la précision. Les séances de travail permettent de valider certains détails primordiaux afin de poursuivre la thérapie à la maison.

Si le caractère répétitif de la thérapie vocale est indispensable, la justesse dans l'exécution des exercices l'est tout autant. Ces journées permettent de corriger les erreurs si besoin est, et ceci dès le départ. Pour ma part, je n'ai pas eu d'accompagnant, par conséquent ma rééducation a duré 2 ans au lieu de quelques semaines.

Exercices vocaux

Lorsque vous riez, lorsque vous êtes en colère, lorsque vous avez une réaction spontanée sans rétention des émotions, lorsque vous les laissez circuler librement, observez alors ce qui se passe : les spasmes diminuent ou s'estompent totalement. Dans ce type de situation, votre corps ne reçoit plus de « message » ou de « directive » générant une rétention de vos sentiments, il ne les refoule pas ; au contraire, il accepte et laisse passer vos émotions. Votre corps remet en place un bon comportement pneumo-phonatoire.

Les exercices - que je vous invite à réaliser de manière répétitive - consistent donc à mettre en place consciemment et corporellement ce bon comportement vocal. Vous allez ancrer dans votre corps ce bon processus pneumo-phonatoire.

Parmi ces exercices, vous pouvez choisir ceux qui vous plaisent le plus car il serait inutile et décourageant de vouloir tous les faire. Si vous en gardez seulement 2 ou 3, cela ne pose aucun problème. Vous pouvez même les réaliser à votre manière. Sentez-vous libre de les modifier ou de les mixer afin qu'ils vous conviennent davantage. Appropriez-vous ces exercices car vous devrez les réaliser chaque jour pendant quelques mois. La seule chose qui compte c'est la répétition intensive du BON SON.

1er exercice
La vibration des lèvres

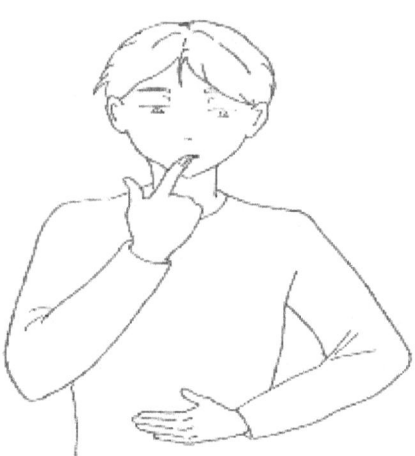

Cet exercice est le départ du travail vocal. Posez une main sur votre ventre et posez deux doigts de l'autre main sur vos lèvres. Inspirez en gonflant le ventre et dès le début de l'expiration, dites « hmmm… » dans le masque en gardant la bouche fermée.

Vous devez sentir vos lèvres vibrer pendant la création du son. Afin de réussir cet exercice, relâchez vos épaules, adoptez une bonne posture, gardez le menton vers l'arrière et non pas vers l'avant. Les épaules et le thorax ne doivent pas remonter pendant la création du son. Utilisez une respiration ventrale et surtout pas thoracique. Cette erreur est récurrente, soyez donc concentré sur le mouvement de votre diaphragme grâce à votre main posée sur le ventre. Le diaphragme doit générer une soufflerie suffisamment puissante pour créer la résonance dans les cavités nasales.

Attention au piège le plus fréquent : la création du son ne doit pas sc situer dans la gorge. Dans ce cas, certains résonateurs, notamment les cavités nasales, ne sont pas suffisamment utilisés. L'expiration thoracique est souvent responsable de cette voix de gorge.

Lorsque vous faites cet exercice, concentrez-vous sur vos sensations sonores. Essayez d'imaginer le son au niveau du nez et non pas dans la gorge. Si votre diaphragme possède pour le moment une faible capacité sonore, alors ce n'est pas grave. Faites un son qui dure seulement 1 ou 2 secondes, peu importe. Le plus important c'est la qualité du son et non pas la longueur. Si vous essayez de forcer et de prolonger le son, alors vous rentrerez dans la zone rouge. Et si vous rentrez dans cette zone du forçage vocal, alors certains symptômes de la DS seront alimentés : le menton qui s'avance légèrement et l'air du thorax qui devient une soufflerie toxique. Arrêtez-vous avant ce seuil critique car les spasmes se nourrissent durant cette phase. Le plus important ici c'est la qualité du son, ce n'est pas la durée. Ne forcez pas ! Le son doit être doux, en harmonie avec l'expiration.

2ème exercice
Le humming

Cette fois-ci, mettez-vous debout, posez une main sur votre ventre et faites un humming en ouvrant la bouche. Utilisez le BON SON afin de générer le son dans le masque. Vous devez sentir votre ventre se rétracter lors du humming.

Vous pouvez également faire cet exercice tout en réalisant l'exercice du *relâcher des bras* (exercice n°5 de la partie relâchement). Le relâchement des bras facilite la création du BON SON et par conséquent du humming.

3ème exercice
Le humming chantant

Toujours la bouche fermée, chanter « joyeux anniversaire » avec des « mmmmmm... » en sentant la vibration sur vos lèvres et votre nez. Ressentez les vibrations dans vos cavités nasales pendant que vous chantonnez. Sentez également les mouvements de votre diaphragme. Votre mécanique pneumo-phonatoire devrait ressembler davantage à ce dont vous avez besoin pour générer le BON SON. Le prochain exercice vous aidera à utiliser cette bonne coordination pneumo-phonatoire lorsque vous parlez.

4ème exercice
Le comptage en humming

Lorsque vous avez saisi le BON SON, cet exercice doit être réalisé dès que vous avez une occasion dans la journée, que ce soit en voiture, sous la douche ou en regardant la télé. C'est l'exercice le plus important et le plus efficace à condition de le réaliser avec le BON SON!

Dites « Mmmmmm... » dans le masque et dites 1 dans la continuité du humming. Ensuite reprenez votre respiration et lorsque vous expirez, dites de nouveau « Mmmmmm 2 ». Reprenez votre respiration et lorsque vous expirez, vous pouvez passer au suivant « Mmmmm 3 »...etc.

Vous devez prononcer le numéro avec le même son que le mmmmm. La prononciation du numéro doit être la continuité vibratoire et sonore du humming. Cet exercice est incontournable car son efficacité est indiscutable sur le long terme. Vous devez compter de 1 à 50 plusieurs fois par jour. Votre guérison dépendra du nombre de comptages réalisés de la bonne manière. Même si ce travail peut vous paraître parfois ennuyeux ou inutile, vous devez quand même persister ! Croyez-moi, si vous le faites correctement et intensément, vos contractions laryngées vont s'estomper !

Pour réaliser cet exercice correctement, utilisez une note basse, une voix plutôt grave et surtout pas aiguë. Attention ! La voix grave est créée grâce à la résonance dans le masque et surtout pas dans la gorge. L'expiration et la création du son doivent être coordonnées et s'inscrire naturellement dans les cavités nasales. Surtout ne forcez rien ! La voix doit être douce avec un ton monotone. Vous devez trouver un son qui fait vibrer le masque, un son qui fait appel au souffle venu du diaphragme et non pas du thorax, qui ne brutalise pas les cordes vocales et qui se situe dans le nez, notamment dans votre imaginaire. Si vous faites cet exercice avec la voix de gorge alors ce sera contre - productif car vous entretiendrez la voix spasmée.

Si vous avez des difficultés à trouver le BON SON lorsque vous faites cet exercice, il existe une technique pour vous aider. Bouchez - vous le nez avec vos doigts et faites un humming en gardant le nez bouché. Sentez ce qui se passe dans le masque, sentez les vibrations dans les cavités nasales. Et toute de suite après le humming, reprenez l'exercice du comptage en humming.

Lorsque vous perdez le BON SON, cette technique du nez bouché peut vous aider à le retrouver.

5ème exercice
La compression du diaphragme

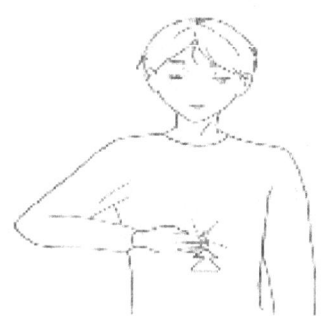

Cette technique peut vous aider à trouver le BON SON. Faites un humming tout en appuyant instantanément sur votre diaphragme avec vos doigts. La compression instantanée sur cette zone du corps permet de générer une soufflerie artificielle, remplaçant ainsi votre diaphragme.

L'air des poumons est expulsé instantanément, alimentant abondamment l'appareil phonatoire durant un très court instant. Le BON SON est alors plus facile à réaliser car les résonateurs, notamment les cavités nasales, sont plus productifs grâce à l'énergie de la soufflerie. Cette expiration ventrale remplace une expiration thoracique qui empêche la création du BON SON. Par conséquent vous évitez certaines contractions au niveau des épaules, du cou et du thorax durant la création du son parce que ce type de tension participe à la création de vos spasmes. Or, l'objectif de tous ces exercices réside dans la création d'un BON SON qui évite toutes contractions au niveau du thorax ou du cou pendant l'expulsion de l'air et du son.

Bien sûr, n'insistez pas sur cette technique si vous ressentez des douleurs lorsque vous pressez votre diaphragme. Si vos tensions sont encore trop fortes sur cette zone du corps, vous devrez d'abord détendre votre diaphragme via certains exercices (voir exercice n°4 de la partie Relâchement).

6ème exercice
Le chant

Dans une majorité de cas, le chant libère la voix des GDS. La respiration abdominale se met en place naturellement afin de créer une soufflerie, les épaules et le thorax se relâchent, le menton ne s'avance plus vers l'avant, la position de la tête est meilleure, et l'imaginaire de la voix remonte dans le masque (sauf pour ceux qui chantent avec une voix de gorge, c'est-à-dire la voix avec laquelle vous avez les contractions laryngées).

Si votre voix se libère lors du chant, alors je vous invite à chanter. Commencez par chanter simplement un air de musique sous forme de « la, la, la… ». Surtout utilisez le BON SON, c'est-à-dire une voix douce et grave, une note basse et surtout pas aiguë, un imaginaire de la voix au niveau du masque, une posture relâchée et une respiration douce et calme. Ne chantez pas dans la gorge. Si vous chantez avec une voix de gorge ou si vous sentez des contractions laryngées lors du chant alors n'insistez pas. Faites les autres exercices. Mais si vous sentez que votre voix est fluide, continuer à chantonner.

Concentrez-vous sur votre comportement phonatoire lorsque vous chantez, observez la création du son dans le masque et non pas dans la gorge. L'imaginaire de votre voix remonte naturellement. Ressentez les vibrations dans les cavités nasales et dans le masque. Prenez conscience de votre posture qui s'améliore soudainement. Observez comment votre respiration descend dans le ventre, sentez la bonne coordination entre la soufflerie et le système vocal. Vous devrez adopter progressivement tous ces bons comportements lors de vos prises de parole. A force de les observer et de les réaliser, vous allez les enregistrer définitivement.

Je vous propose deux variantes de cet exercice :

1ère variante
Chantonnez « la, la, la… » une minute en réalisant le BON SON et puis faites l'exercice n°4. *Le comptage en humming (de 1 à 20)* en essayant de garder les mêmes comportements. Faites cela plusieurs fois, surtout si vous sentez que le comptage en humming est particulièrement fluide.

2e variante
Inspirez et expirez en « hummant » avec le BON SON durant 1 ou 2 secondes et puis chantonnez « la, la, la… » tout de suite après. Le chantonnement doit être la suite naturelle du humming. Ensuite inspirez de nouveau et recommencez le humming avant de chantonner « la, la, la… ». Et recommencez cela plusieurs fois.

7ème exercice

L'objectif de cet exercice est de gommer certaines mauvaises habitudes. Certains GDS n'ont pas de respiration abdominale, par conséquent la respiration est seulement thoracique. Si c'est votre cas il faudra d'abord travailler votre respiration ventrale avant d'effectuer cet exercice.
D'autres GDS ont une petite respiration abdominale et une grande respiration thoracique. Dans ce cas ils ont une tendance à ne pas coordonner le début de l'expiration ventrale avec le départ de la prise de parole. Ils commencent à expirer par le ventre sans enclencher la prise de parole. Le son débute alors que l'expiration ventrale, qui est souvent très faible chez les GDS, est terminée. Par conséquent, c'est l'expiration thoracique qui alimente l'appareil phonatoire. Lors des prises de parole,

ce décalage entre le début de l'expiration et le début de la prise de parole est à la fois une cause et une conséquence de la DS. Le forçage vocal amplifie ce phénomène qui est lui-même un élément prépondérant des tensions dans le cou et les épaules. Afin de briser ce cercle vicieux du forçage vocal, il faut donc parler pendant la phase d'expiration ventrale.

Le travail suivant est utile si vous avez déjà entamé votre thérapie, déjà acquis un minimum de respiration abdominale et savez réaliser le BON SON. Voici un exercice qui vous aidera améliorer votre coordination pneumo-phonatoire.

Choisissez un texte à lire, asseyez-vous confortablement en posant une main sur votre ventre et lisez à voix haute en respectant les consignes suivantes :

- ✓ **Prenez une inspiration abdominale :** inspirez par le nez en gonflant le ventre.
- ✓ **Puis, dès le début de l'expiration abdominale, faites le humming** pendant une seconde ;
- ✓ **Reprenez une inspiration abdominale** et lisez le texte **en utilisant l'expiration.** N'utilisez pas l'expiration thoracique.

  Si vous ne pouvez dire qu'une seule syllabe car votre expiration abdominale n'est pas assez longue, ce n'est grave. Le plus important c'est la qualité du son et surtout pas la durée de votre prise de parole.
- ✓ **Inspirez** doucement de nouveau par le nez en gonflant le ventre.
- ✓ Faites de nouveau un **humming sur le début de l'expiration et lisez le texte** aussitôt après ce humming...etc.

Cet exercice doit être réalisé avec une respiration abdominale coordonnée avec la prise de parole. Votre thorax ne doit pas bouger pendant l'exercice. La coordination pneumo-phonatoire doit être mise en place progressivement. Vous devez absolument bannir les prises de parole lorsque l'expiration abdominale a déjà commencé.

Partie 4-
R comme Reprogrammation

La DS est une dysphonie fonctionnelle d'origine neurologique, c'est-à-dire un trouble de la transmission d'informations entre le cerveau, le nerf et le muscle qui provoque des contractions anarchiques dans les muscles laryngés.

Comment contrecarrer les erreurs de signaux de ces neurotransmetteurs, à l'origine de la dysphonie ? En créant de nouveaux circuits neurologiques, grâce à la plasticité de notre cerveau, en se reprogrammant.

Comment se reprogrammer ?

Comme je l'ai déjà expliqué dans le chapitre 2 intitulé *Modifier ses comportements*, ce trouble neurologique est amplifié, peut-être même provoqué par un ensemble de comportements simultanés et toxiques. On peut les modifier d'abord par une prise de conscience, puis par un travail psychologique comme la psychothérapie, la relaxation, la méditation, l'hypnose ou la sophrologie… selon ce qui fonctionnera le mieux pour vous (Voir chap. 2 Partie 2). Ne négligez pas ce travail sur soi/ s'il ne peut suffire à vous sortir de la dysphonie, il doit cependant aller de pair avec la rééducation de l'appareil phonatoire.

Mais il faut également et nécessairement apprendre à mobiliser tous les paramètres qui vont vous permettre de parler (relâchement, posture, sonorisation dans le masque, expiration abdominale) et **les mémoriser en les répétant intensivement mentalement et physiquement jusqu'à** ce que le système se mette en place automatiquement. Pour faciliter ce travail d'automatisation, un moyen mnémotechnique vous est proposé : R comme **R**elâchement, R comme **R**espiration R comme **R**ésonance. Le sommeil, le casque Brain et la méditation faciliteront ce processus de reprogrammation.

C'est ce que nous allons voir maintenant.

1- L'automatisation

1.1 La répétition des exercices

Avertissement au lecteur : ce qui suit repose sur différentes théories qui sont toujours discutées et font l'objet de nombreuses recherches. Par conséquent mes explications sont schématiques, incomplètes et forcément amendables dans le temps.

Comme pour votre ordinateur, vous allez nettoyer une partie de votre disque dur. Vous devrez supprimer certains programmes toxiques qui génèrent des dysfonctionnements. Au lieu d'appuyer sur un clavier pour supprimer et modifier certains logiciels, vous allez répéter intensivement des bons comportements afin qu'ils remplacent les mauvais. Vous allez implanter de nouveaux logiciels dans votre cerveau grâce à la répétition intensive du BON SON. Réaliser certains comportements en boucle est un moyen efficace de dire à votre cerveau : « voilà comment je veux faire désormais ».

Ce qui entre dans notre cerveau provient de nos sens et ce qui en sort s'exprime sous forme de mouvement. La parole implique elle aussi la contraction de plusieurs muscles. Le corps humain comprend au moins 600 muscles qui déplacent un squelette de plus de 200 os. Il constitue ainsi un formidable arrangement de leviers et de ressorts dont la fine mécanique doit être coordonnée par notre système nerveux.

Chez l'être humain, bien que l'élaboration de mouvements volontaires ait atteint un haut degré d'originalité et de précision, il est bon de rappeler que nous conservons aussi beaucoup de réflexes qui nous facilitent la vie et qui sont apparus il y a très longtemps au cours de l'évolution. Cependant, même les mouvements volontaires les plus simples sous-tendent des commandes motrices d'une extrême complexité. Ce qui a fait dire à certains qu'il était sans doute plus facile de comprendre comment on construit les navettes qui vont dans l'espace que d'expliquer comment les astronautes font pour y grimper.

Apprendre de nouveaux mouvements demande de la concentration. Mais par l'entraînement, l'exécution de ces mouvements peut devenir complètement automatique. C'est cette libération de la pensée qui permet au pianiste professionnel de laisser parler ses émotions quand il joue. On y parvient en répétant le geste un grand nombre de fois ce qui, avec le temps, va rendre plus efficaces les connexions du circuit nerveux sollicitées par le nouveau comportement.

Comme un sportif

Un sportif entraîné réagit plus vite et a une position beaucoup plus précise et appropriée pour rattraper un ballon. L'efficacité du mouvement est bien supérieure à celle d'une personne non entraînée. On dit que le mouvement du sportif est devenu "automatique", mais reste "volontaire". Un mouvement est automatique s'il se déroule de lui-même. Il y a donc plusieurs phases avant d'atteindre le niveau « automatique » du comportement.

L'entraînement sportif n'est en fait que la recherche du mouvement optimal, le plus perfectionné pour effectuer une action précise, par exemple saisir un objet. Le cerveau, lors de l'entraînement, cherche à atteindre un but précis : le mouvement le plus rapide, le plus simple et consommant le moins d'énergie possible, pour effectuer l'action souhaitée.

Pour atteindre ce mouvement optimal, le cerveau va tester au cours de la répétition du mouvement, toutes les possibilités d'action pour atteindre le but choisi. Au fur et à mesure, le cerveau conserve le mouvement le plus simple et inhibe les autres mouvements, jusqu'à atteindre le mouvement optimal. On dit que le cerveau a atteint son plateau de saturation dans ce mouvement, c'est-à-dire que l'individu ne peut effectuer le mouvement plus simplement, il a trouvé son **mouvement optimal**.

Entre un geste qu'un sportif découvre et essaie d'apprendre et ce même mouvement considéré comme maîtrisé quelque temps plus tard, il existe une différence liée au processus d'automatisation.

Pour effectuer un mouvement tel que recevoir une balle au basket, il y a une activation dans plusieurs zones du cerveau correspondant aux différents muscles utilisés pour effectuer l'action. Lors d'un mouvement encore à son initiation, plusieurs zones du cerveau sont en activité. Prenons l'exemple d'un arrêt du gardien de but au handball : les muscles de l'épaule, du bras, de l'avant-bras, du poignet et des doigts correspondant à des zones du cerveau ont été activés à divers endroits par le cortex moteur et pré-moteur. L'ensemble de ces muscles mis en action pour effectuer le mouvement est le **patron cortical**.

Une fois que le cerveau trouve le mouvement optimal pour réaliser le geste, il va le conserver. Il existe donc une mémoire motrice. L'entraînement va permettre d'assembler toutes les zones du cerveau, jusqu'alors utilisées pour faire l'action, en une seule zone. De cette façon, l'activation de cette zone unique permet la réalisation du mouvement au complet. C'est le lissage du mouvement. Cette réunification correspond à la création d'un programme moteur qui permet l'économie de temps et d'énergie. Ce programme moteur simplifie donc le circuit

173

neurologique emprunté par les messages nerveux.

L'automatisation du mouvement permet une moindre attention de la part du sportif. En effet, au fur et à mesure de l'apprentissage, les ressources attentionnelles seront de moins en moins sollicitées. Par conséquent, ce qui distingue un mouvement considéré comme automatisé d'un mouvement qui reste encore sous contrôle attentionnel est le degré de mobilisation de l'attention. Par exemple, nos gestes les plus systématiques, ceux de la vie quotidienne (fermer une porte à clé, un lancer franc au basket...) n'échappent pas totalement à notre vigilance ; leur exécution est susceptible d'être ramenée au niveau de la conscience. Ce contrôle-ci fonctionne à bas régime lorsqu'il s'agit de gestes répétés quotidiennement. Il s'applique aux conduites qui dépendent totalement du niveau d'organisation corticale. **Il n'y a pas de différence de nature entre mouvement contrôlé par l'attention et mouvement automatique,** mais simplement une différence de degré de mobilisation des ressources attentionnelles.

En revanche, l'attention du sportif est sollicitée lorsque les conditions environnementales sont différentes de celles qu'il a connues lors de son entraînement ; c'est pour cela que la performance du sportif est souvent moins bonne lors d'une compétition. Le sportif devra donc veiller à ce que les conditions dans lesquelles il s'entraîne soient les plus proches possibles de celles qu'il rencontrera en compétition. Il est donc pratiquement inutile d'effectuer des séances de coup de pied arrêté en football sans placer d'adversaires en défense. Lorsque qu'un entraîneur impose à ses joueurs une séance spécifique, c'est qu'il recherche une transformation motrice. Il va donc leur demander de fixer leur attention sur un point particulier de l'exécution. Celle-ci pourra être progressivement améliorée sous contrôle attentionnel.

Prenons un autre exemple de la vie courante, lorsqu'un individu souhaite faire une signature, il ne mobilise pas toute son attention sur le mouvement qu'il exerce. En effet le geste qu'il effectue est quotidien et par conséquent répétitif. Le cerveau a donc déjà en mémoire le mouvement qu'il doit réaliser. Il n'active qu'une petite zone du cerveau correspondant à l'action et le degré d'attention qu'il mobilise est donc infime, mais pas inexistant.

C'est le même processus pour les GDS

Entre le moment où vous appendrez le BON SON et le jour où celui-ci sera automatique, votre cerveau aura optimisé les mouvements lors de prises de parole. Votre cerveau activera les zones utiles et n'activera plus certains nerfs qui commandaient par exemple des muscles du cou ou des épaules. Certains facteurs de la DS comme les contractions au cou et aux épaules lors de la parole, seront alors inactivées progressivement. Dans un premier temps l'inactivation de ces muscles sera ramenée au niveau de la conscience et au fur et mesure d'un comportement contrôlé par la conscience, le degré de mobilisation des ressources attentionnelles diminuera. Le mode « automatique » s'installera progressivement et le BON SON n'exigera pas de concentration de votre part. Les contractions laryngées s'estomperont naturellement puisque les facteurs de la DS seront inactivés.

A l'égal du sportif qui devra s'entraîner dans des conditions proches de celles de la compétition, il faudra que votre entraînement évolue. Il est probable que dans un premier temps, vous vous entraîniez seul ; il faudra cependant par la suite poursuivre l'entraînement en situation, c'est-à-dire en vous adressant à quelqu'un. A vous de choisir la bonne personne pour que ce ne soit pas trop anxiogène.

Si la répétition pure et simple d'un comportement est la principale condition de la reprogrammation du cerveau, cependant il existe des méthodes complémentaires pour améliorer l'exécution de ce geste :

175

simplement penser au geste en question.

1.2 L'imagerie mentale

L'imagerie mentale est un puissant atout dans la mise en place d'automatismes. C'est une technique de plus en plus utilisée par les athlètes pour améliorer leurs performances sportives. Si le seul fait de se répéter mentalement un mouvement le rend ensuite plus efficace, c'est qu'il semble que le cerveau ne fasse pas une grande différence entre le fait d'exécuter réellement un mouvement et celui de le visualiser intérieurement. Un golfeur pourra travailler sa technique de swing, un footballeur pourra travailler la précision de ses coups francs, un tennisman sa technique de frappe de balle et sa précision, un coureur à pied la tolérance à la douleur, un skieur pourra parcourir dans sa tête sa descente pour la connaître sur le bout des doigts...etc.

C'est le même principe pour la rééducation de la DS. L'action de se représenter un bon comportement pneumo-phonatoire ou une bonne posture va participer à simplifier le circuit des messages nerveux. Evidemment la visualisation des exercices vocaux ne sera pas aussi efficace que l'entraînement réel, mais son bénéfice est incontestable. **Y consacrer** 10 ou 15 minutes par jours serait très productif, surtout avant de se coucher.

Le cerveau lors de la visualisation

Les chercheurs ont découvert que les mêmes parties du cerveau sont activées lorsqu'une personne imagine quelque chose et lorsqu'elle le vit. Ainsi lorsque la personne pense à une image, son cortex optique est activé de la même façon que si elle voyait réellement cette image. Une imagerie vive envoie des messages à la partie inférieure du cerveau à partir du cortex cérébral, y compris au système limbique qui est le centre de contrôle du cerveau. Le message est relayé de cet endroit aux systèmes endocrinien et nerveux autonome, ce qui touche plusieurs fonctions organiques, y compris les systèmes cardiovasculaire et respiratoire.

Des chercheurs de l'université de Melbourne ont aussi trouvé des indices physiologiques dont l'activation résultait uniquement de l'imagerie mentale d'une action. Par exemple, certains ont mesuré l'effet de l'entraînement physique ou mental sur la force musculaire d'un doigt. Si l'on note une augmentation de la force musculaire de 30 % après l'entraînement physique, l'entraînement mental seul produit tout de même une augmentation de cette force de 22 % ! Or comme aucune contraction musculaire n'a été effectuée durant l'entraînement par imagerie mentale, le changement observé ne provient pas du niveau périphérique mais bien de l'activation de circuits moteurs centraux.

Selon la théorie que le neurobiologiste David Ingvar a joliment nommé la "mémoire du futur", le cortex pariétal serait capable de produire des modèles internes des mouvements à effectuer, en amont des cortex prémoteur et moteur. Cette région du cerveau simulerait des actions en permanence et seulement certaines d'entre elles seraient éventuellement extériorisées. Cette théorie pourrait donner un socle conceptuel à l'entraînement mental des sportifs et des musiciens ainsi qu'à la rééducation par l'imagerie motrice.

1.2 La répétition des 3 R

Chaque exercice proposé vous entraîne à mettre en place un des paramètres pour pouvoir parler. Mais il ne faut pas perdre de vue que c'est la mobilisation de TOUS les paramètres qui vous permettra de parler. Il faut donc vous habituer, à chaque fois que vous souhaiterez parler à récapituler mentalement ou à haute voix, selon les circonstances, avant d'ouvrir la bouche : Relâchement, Respiration, Résonance. Tel un pilote avant de décoller, il vous faut mentalement faire cette check-list pour contrôler que tout est en place. Ce qui signifie concrètement que vous devez procéder ainsi :

- ✓ D'abord, un entraînement intensif par les exercices proposés, en insistant tout particulièrement sur ceux qui vous permettent de corriger vos erreurs.
- ✓ Une fois chacun des paramètres mis en place, entraînement au bon son (humming, puis comptage, puis lecture, puis prise de parole etc…) en commençant **à chaque fois** par contrôler grâce à la check-list des 3 R-.

Ainsi, peu à peu, vous aboutirez au quatrième R-, celui de la **R**eprogrammation.

Des aides à la reprogrammation

Afin de mieux ancrer dans le cerveau les bons « gestes » nécessaires pour parler, outre la répétition intensive, il existe des aides.

2.1 Le sommeil

Le « bon sommeil » constitue un outil supplémentaire dans la reprogrammation pour deux principales raisons : l'élimination des toxines dans le cerveau et dans le corps. Et son apport dans l'apprentissage des nouveaux comportements.

Le sommeil régénère votre cerveau et votre corps.

Le cerveau

Chacun peut attester par sa propre expérience qu'un sommeil de qualité est le gage de capacités d'apprentissage meilleures. Ce qui est évoqué en général a trait aux processus attentionnels, bases d'un apprentissage productif. Ainsi la « bonne nuit de sommeil » va permettre à un GDS de faire preuve de capacités attentionnelles qui lui permettront de mobiliser toute son énergie pour sa rééducation.

Les chercheurs ont déterminé l'une des raisons de la nature récupératrice du sommeil. Cela résulterait de l'élimination par l'activité neuronale des déchets qui s'accumulent pendant la période d'éveil. Lors du repos, votre cerveau se nettoie en se débarrassant de déchets.

D'autres chercheurs ont pu observer ce système de nettoyage cérébral grâce à une nouvelle technologie d'imagerie, utilisée sur des souris dont le cerveau est proche de celui des humains.

Grâce au système sanguin du cerveau, le fluide cérébro-spinal est aspiré à travers les tissus et renvoyé purifié, les déchets étant transportés par le sang jusqu'au foie où ils sont éliminés.
De plus, les chercheurs ont découvert que les cellules cérébrales réduisaient leur taille de 60 % quand on dort, permettant aux déchets d'être enlevés plus efficacement.
Tout cela permet notamment de nettoyer les toxines responsables de certaines pathologies neurologiques.

Le corps
Le principe est le même dans le corps. Durant le jour, notre fonctionnement organique crée des acides que notre corps doit stabiliser pour maintenir un environnement organique nécessaire au maintien de la vie, c'est-à-dire ni trop acide, ni trop alcalin. Pour cela, une grande partie de ces acides sont stockés le jour dans nos tissus. La nuit, durant le sommeil, et si le tube digestif n'est pas en train de fournir un travail trop important de digestion (de là l'importance de dîner tôt), ces acides vont quitter les tissus pour rejoindre le sang qui va alors les transporter vers les différents organes d'élimination, chargés ensuite de les traiter et de les éliminer.

En résumé, le « bon sommeil » permet un précieux nettoyage nocturne du corps et surtout du cerveau. Durant le repos vous allez installer des conditions physique et psychique optimales pour une reprogrammation comportementale.

La consolidation des acquis durant le sommeil.

Comme on vient de le voir précédemment, le sommeil prépare le cerveau à apprendre, à encoder de nouvelles informations. Et ultérieurement, il va consolider la mémoire de ces apprentissages pour en faire une mémoire stable et durable. C'est une caractéristique qui nous intéresse fortement dans le cadre de la thérapie.

Toutes les formes de mémoire sont concernées, mais chaque stade du sommeil joue un rôle assez sélectif. Lors du sommeil léger puis profond qui suit l'endormissement c'est la **mémoire déclarative**, faite de nos souvenirs et de nos connaissances, qui est consolidée. Lors du sommeil paradoxal, plus tardif, ce sera **la mémoire procédurale**, celle de nos habiletés motrices et perceptives.

Notre cerveau répète ou rejoue, sans que nous en soyons forcément conscients, les comportements et situations récentes. Les circuits cérébraux récemment activés lors de l'encodage de nouvelles informations sont spontanément réactivés pendant le sommeil profond, comme si le cerveau révisait ce qu'il a appris. L'intensité des réactivations cérébrales hypniques « prédit » la mémoire du lendemain.

Au cours d'un sommeil de 8 heures, le cerveau traverse plusieurs cycles de 90 minutes constitués chacun du sommeil léger, du sommeil profond puis du sommeil paradoxal. Des perturbations de la régularité de ces cycles ont des répercussions négatives sur les différentes formes de mémoire. Une réduction de la durée et de la qualité du sommeil paradoxal entraîne un déficit de mémoire déclarative. À l'inverse, une amélioration de la qualité du sommeil paradoxal, renforce cette forme de mémoire.

Pour résumer, le « bon sommeil » participe fortement à la consolidation des acquis. La reprogrammation de votre cerveau sera plus facile si vous respectez vos heures de sommeil.

2.2 Le casque Forbrain

Cette technologie permet de faciliter la reprogrammation de votre cerveau dans le sens souhaité sous condition expresse que le BON SON soit maîtrisé, au moins de manière consciente. Les exercices vocaux seront alors plus productifs car les messages sensoriels durant les répétitions du BON SON seront plus perceptibles.

Pourquoi ce casque facilite-t-il la reprogrammation de votre voix ?
Ce casque est équipé d'un filtre dynamique qui est conçu pour s'activer automatiquement sur les attaques des mots. Ces sons sont en effet primordiaux dans la construction du langage puisqu'ils déterminent le rythme et la prosodie d'une phrase et permettent d'en décrypter le sens.

Par ailleurs, **en favorisant la transmission par vibration osseuse**, le casque amplifie le BON SON et fournit au système nerveux une stimulation sensorielle intense. Lorsqu'on émet un son, les cordes vocales vibrent. Cette vibration est transmise d'abord par conduction osseuse, puis par conduction aérienne. C'est pourquoi, lorsqu'on se bouche les oreilles, on peut entendre sa propre voix sans la moindre difficulté. C'est également pour cette raison que l'on ne reconnait pas sa voix sur un enregistrement parce qu'elle est retransmise uniquement par la conduction aérienne.

La conduction osseuse s'avère très utile parce qu'elle est 10 fois plus rapide que la transmission par l'air et compense considérablement les déperditions causées par la conduction aérienne et le bruit ambiant. La mise en place du BON SON est alors favorisée puisque la perception du « son dans le masque » est améliorée. Votre focalisation sur le masque, c'est-à-dire le lieu de la création du BON SON est amplifié. Les exercices de humming seront plus efficaces et plus faciles. Cette technologie participera à la mise en place d'une résonance générée automatiquement, et non pas intentionnellement.

2.3 - La méditation

La reprogrammation de votre cerveau passera par une phase de répétition attentionnelle de certains comportements. **La qualité de votre attention est déterminante dans la phase où le cerveau doit intégrer définitivement de nouvelles consignes.** C'est ici que la méditation nous intéresse encore une fois. (*Puisque elle fait déjà l'objet d'un sous chapitre dans ce chap.3*)

Des expériences ont été menées sur des « méditants » experts qui furent soumis à un électroencéphalogramme durant les séances de méditation. Grâce aux techniques d'imagerie médicale, les chercheurs ont comparé l'activité cérébrale des « méditants » experts et des novices.

Ces études ont montré que la méditation provoquait des changements fonctionnels dans le cerveau dus à une réorganisation de l'activité neuronale. C'est ce qu'on appelle la neuroplasticité, c'est-à-dire la capacité du cerveau à être modifié. Pour un pianiste par exemple la région cérébrale qui commande le mouvement des doigts est plus développée que chez un sujet normal. On peut entraîner certaines régions du cerveau comme on fait de l'exercice pour développer sa musculature. La pratique de la méditation a ainsi un effet physiologique sur notre cerveau : cela se traduit par **l'activation de certaines zones qui commandent notamment l'attention.**

Les chercheurs ont observé qu'une séance de méditation était faite de cycles constitués par quatre phases : d'abord le vagabondage des pensées, puis une prise de conscience de la distraction, suivie par la réorientation de l'attention et le retour à la concentration. Grâce aux progrès de l'imagerie cérébrale, ils ont constaté que pour chacune de ces phases un réseau cérébral spécifique s'activait. Des expériences menées au laboratoire de l'université du Wisconsin ont montré que, chez « les méditants » experts, l'activité cérébrale dans les aires liées à l'attention était plus intense. D'autres expériences ont été menées chez des sujets avant et après une retraite de méditation de trois mois. Ces études ont montré que des exercices intensifs de méditation permettaient de soutenir l'attention et d'améliorer la vigilance cérébrale.

Comme on l'a vu, la méditation induit non seulement des modifications des fonctions du cerveau mais aussi des modifications de sa structure. Grâce à l'imagerie par résonance magnétique (IRM), des chercheurs ont observé que le tissu cérébral du cortex préfrontal gauche impliqué dans le traitement de l'attention, de la perception et des sensations corporelles internes, s'épaississait chez les pratiquants assidus.

Avant l'apparition des études sur la méditation, beaucoup de pratiquants témoignaient d'un certain ressenti positif, notamment sur la concentration et l'attention. Désormais la science démontre ces effets positifs, et certains sont un atout dans votre thérapie. Votre capacité à reprogrammer certains réflexes est améliorée grâce à cette discipline qui est encore très sous-estimée selon moi.

Pour plus d'informations sur
la rééducation et de l'accompagnement
individuel, rendez-vous sur mon site :
dysphonie-spasmodique.fr

Pour me contacter :
davidlawson@hotmail.fr

Bibliographies et sources

ANDRE, Christophe. *Imparfait, libre et heureux*, 2009. *Méditer jour après jour*, 2011

LENOIR, Frédéric. *Petit traité de vie intérieure*, 2012

TOLLE, Eckart. *Le pouvoir du moment présent*, 2010

BOURBEAU, Lise. *Les 5 blessures qui empêchent d'être soi-même*, 2013

Pr DAVROU, Yves, *La sophrologie facile*, 2010

PIKE, Connie. *Free to speak, Overcoming Spasmodique Dysphonia*, 2005 et *Free to speak 2, Succesful long term management of dysphonia*,2010

Dr COOPER, Morton. *Change your voice change your life*, 1985

JOLLIEN, Alexandre. *Eloge de la faiblesse*, 2012

POLETTI Rosette et DOBBS Barbara. *Accepter ce qui est*, 2005

LOVE, Roger. *Set your voice free*,1999

LE HUCHE, François et ALLALI, André. *La voix* (tome 1, 2 et 3), 2010

Pr KABAT-ZINN, Jon. *L'éveil des sens*, 2011

ODOUL Michel. *Dis moi où tu as mal,* je te dirai pourquoi, 2002

NHAT HANH Thich. *La plénitude de l'instant*, 1992

FANGET Frédéric. *Je me libère*, 2013

GAWAIN Shakti. *Techniques de visualisation créatrice*, 1978

Dr W. DYER Wayne. *Le pouvoir de l'intention*, 2004

SWART Jeroen. *Libérez votre voix*, 2017

REMERCIEMENT

Un immense merci à Liza Ferrer qui m'a accompagné avec bienveillance dans l'écriture de ce livre. Ses nombreuses relectures et ses remarques pertinentes m'ont été d'une aide incommensurable. Elle est notamment celle qui a eu l'idée formidable d'un nom pour ma méthode.

Merci également à Sylvie Gilot pour ses relectures pointilleuses.

Un grand merci aux auteurs de la préface, Pascalc Daniel et Patrice S, qui ont accepté amicalement de participer à cet ouvrage en partageant leurs expériences. Leurs témoignages renforcent les vents d'espoir qui poussent et encouragent les GDS à se battre pour sortir de la DS.

Merci à ma nièce adorée et talentueuse, Dalva, qui a réalisé les dessins de ce livre.

Merci enfin à ma merveilleuse compagne, Tiphaine Tatin, qui m'a permis d'écrire ce livre dans des conditions idéales et qui m'a relu tout au long de cette première aventure littéraire.